Kohlhammer

Umsorgen
Hospiz- und Palliativarbeit praktisch

Hrsg. **Bayerischer Hospiz- und Palliativverband**

Bd. 1 Schulung ehrenamtlicher Hospizbegleiter (Gratz, Mayer, Weidemann; ISBN: 978-3-17-029940-5)

Bd. 2 Auf dem Weg zur Kooperationsvereinbarung (Kittelberger, Gratz, Rösch; ISBN: 978-3-17-029944-3)

In Vorbereitung:

• Trauerbegleitung organisieren (Meyer, Brüning-Wolter, Fischinger, Rudert-Gehrke; ISBN: 978-3-17-029948-1)

Frank Kittelberger,
Margit Gratz,
Erich Rösch

Auf dem Weg zur Kooperationsvereinbarung

Verlag W. Kohlhammer

1. Auflage 2015

Alle Rechte vorbehalten
© W. Kohlhammer GmbH, Stuttgart
Gesamtherstellung: W. Kohlhammer GmbH, Stuttgart

Print:
ISBN 978-3-17-029944-3

E-Book-Formate:
pdf: ISBN 978-3-17-029945-0
epub: ISBN 978-3-17-029946-7
mobi: ISBN 978-3-17-029947-4

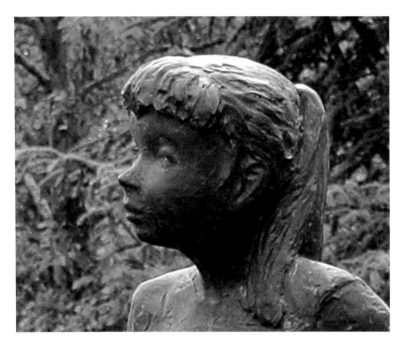

»Zwiegespräch«
Bronze: Jürgen Ebert; Foto: Wolf Eckart Freiherr von Gemmingen-Homberg

Inhalt

Einführung

Dieser Band ist in erster Linie für Hospizdienste geschrieben. Er soll Teams und Einrichtungen Tipps und Hinweise an die Hand geben, die für den Abschluss von Kooperationsvereinbarungen nützlich sein können. Der Vorläufer dieses Bandes war eine Handreichung, die der Bayerische Hospiz- und Palliativverband 2013 für seine Mitglieder erarbeitet hatte. Inzwischen sind Erfahrungen hinzugekommen, weil die Landschaft der Hospizversorgung bunter und manchmal unübersichtlicher, sicher aber immer komplexer geworden ist.

Dieser Band kann und soll aber genauso gut aus allen Perspektiven gelesen und genutzt werden, die mit Kooperation zu tun haben. Ob SAPV-Team, Krankenhaus oder stationäres Hospiz, ob Pflegeheim oder Palliativstation: Sie alle sind die Partner von Hospizdiensten, wenn Kooperation geplant und vereinbart wird. Daher gelten viele der hier gesammelten Tipps, Fragen und Hinweise für beide Seiten. Ein Gewinn läge darin, manches aus diesem Band sogar gemeinsam zu lesen und zu besprechen. Das wäre ein guter Anfang für gelingende Kooperation und tragfähige Vereinbarungen.

Die hier vorliegenden Ausführungen können nur ein grobes Gerüst bieten. Die internen Gespräche und die ausführlichen Klärungen zwischen den Kooperationspartnern bleiben stets die Voraussetzung für ein Gelingen der Zusammenarbeit. Auch dort, wo diese Zusammenarbeit schon lange gepflegt wird, können formal geschlossene Kooperationsverträge oder ähnliche Vereinbarungen sinnvoll und zielführend sein. Sie sind aber kein Selbstzweck, sondern dienen den Zielen der Einrichtung und – im Falle einer guten Kooperation – den Zielen beider Partner.

Vor Ort bieten heute deutschlandweit Verbände und Experten Beratung zu Fragen der Kooperation an. Diese zu nutzen und sich durch die Lektüre dieses Bandes vorzubereiten, sind Wege, sich auf die Anforderungen der Zeit einzustellen.

Allein ein Blick in die aktuellen Gesetzentwürfe macht deutlich, dass sich Hospiz- und Palliativeinrichtungen in Zukunft vermehrt mit den Themen Kooperationsaufbau und Netzwerkbildung werden befassen müssen.

Gerade die so genannte »Allgemeine Palliativversorgung« lebt von der gelingenden Kooperation und der Bündelung der Kompetenzen und Ressourcen der bereits bestehenden Versorgungssysteme. Auf sie greifen die Leistungserbringer der »Spezialisierten Ambulanten Palliativversorgung« im Sinne des § 37b SGB V zurück und sollen mit ihnen kooperieren. Ein Blick in den § 37b Absatz 3 SGB V verdeutlicht:

> »Der Gemeinsame Bundesausschuss bestimmt in den Richtlinien nach § 92 das Nähere über die Leistungen, insbesondere
> 1. die Anforderungen an die Erkrankungen nach Absatz 1 Satz 1 sowie an den besonderen Versorgungsbedarf der Versicherten,

2. Inhalt und Umfang der spezialisierten ambulanten Palliativversorgung einschließlich von deren Verhältnis zur ambulanten Versorgung und der Zusammenarbeit der Leistungserbringer mit den bestehenden ambulanten Hospizdiensten und stationären Hospizen (integrativer Ansatz); die gewachsenen Versorgungsstrukturen sind zu berücksichtigen,

3. Inhalt und Umfang der Zusammenarbeit des verordnenden Arztes mit dem Leistungserbringer.«

Schon hier wird deutlich, wie wichtig es auch zukünftig sein wird, in einem abgestuften Versorgungssystem alle an der Versorgung und Begleitung Beteiligten in die Kooperationsform des Netzwerkes einzubinden, um Hemmnissen in der Versorgung von vorneherein entgegenzuwirken.

11

1 Vom persönlichen zum sozialen Netzwerk

1.1 Unser persönliches Netzwerk

Niemand geht gerne allein durchs Leben. Und noch viel weniger will man den letzten Weg im Leben alleine gehen. Aber wie entwickeln sich soziale Kontakte im Laufe unseres Lebens? Wird unser soziales Netzwerk immer kleiner? Eine relativ neue Studie aus dem Jahr 2012 weiß hierauf recht interessante Antworten.

Mitschüler, Kommilitonen, Kollegen, Eltern, Geschwister und Freunde – Menschen begleiten uns durch unser ganzes Leben. Mal mehr, mal weniger intensiv. Und gerade am Ende des Lebens zeigt es sich, wie tragfähig unser persönliches Netzwerk ist.

Schon lange beschäftigen sich Wissenschaftler mit der Frage, wie eigentlich Freundschaften entstehen. Der britische Anthropologe Robin Dunbar meint sogar, die Zahl unserer Freunde bestimmen zu können. Demnach lässt unser Gehirn es zu, dass wir zu maximal 150 Menschen Kontakt haben – die so genannte Dunbar-Zahl. Auch am Max-Planck-Institut für Bildungsforschung in Berlin widmen sich Forscher menschlichen Netzwerken. Die dortige Wissenschaftlerin Cornelia Wrzus hat dazu eine umfangreiche Studie vorgelegt. Gemeinsam mit einigen Kollegen wertete sie dafür insgesamt 277 Untersuchungen aus: 214 Artikel, neun Dissertationen, drei Bücher – und damit das Leben von knapp 180.000 Menschen, von der Jugend bis ins hohe Alter. Diese Studie gehört zum Gebiet der sogenannten Lebensspannenpsychologie. Deren zentrale Annahme ist, dass Menschen ihre Entwicklung aktiv mitgestalten – und damit auch ihren Freundes- und Bekanntenkreis. Doch wesentlich umstrittener ist, welche Mechanismen dahinterstecken.

Auf der einen Seite stehen die Vertreter der sozioemotionalen Selektivitätstheorie. Diese Theorie geht zurück auf die US-Psychologin Laura Carstensen. Sie geht davon aus, dass Menschen ihr Handeln bewusst danach ausrichten, wie viel Zeit ihnen noch auf der Erde bleibt. Und diese Perspektive wirkt sich auch auf unsere sozialen Kontakte aus. In Kindheit und Jugend, »wenn da noch so viel Zukunft zur Verfügung steht«, wollen wir demnach vor allem neue Eindrücke gewinnen und neue Menschen kennenlernen – was sich mit einem großen sozialen Netzwerk am besten bewerkstelligen lässt. Nicht umsonst erfreuen sich soziale Netzwerke wie zum Beispiel Facebook gerade bei der jüngeren Generation einer stetig wachsenden Beliebtheit. Doch je älter wir werden, desto wichtiger werden Aspekte wie Sicherheit und Geborgenheit, da die sprichwörtliche Uhr langsam abläuft – und umso mehr Wert legen wir auf stabile Freundschaften mit weniger Personen. Am Ende des Lebens dann wird dieses Netzwerk auf eine ganz besondere Probe gestellt. Nicht selten versagt es ganz oder teilweise und Familienangehörige von schwerstkranken und sterbenden Menschen sind auf sich gestellt und müssen beginnen, neue Netzwerke der Zuwendung und Unterstützung zu knüpfen. An diesem Punkt kommen oft die Hospizdienste ins Spiel.

Auf der anderen Seite steht das Modell des »sozialen Konvois«. Deren Begründer, Robert L. Kahn und Toni C. Antonucci, behaupteten, dass Menschen von mehr oder weniger engen Bekannten durchs Leben begleitet werden und dass vor allem die Beziehungen zu Partnern und Verwandten am stärksten sind – unabhängig von den Lebensumständen.

Die Studie des Teams um Cornelia Wrzus gibt nun beiden Theorien Recht. Denn sie fand heraus, dass unser gesamtes soziales Netzwerk – also alle Personen, mit denen wir Kontakt haben – bis ins junge Erwachsenenalter steigt und dann stetig sinkt. Vor allem in der Pubertät steigt die Zahl unserer Kontakte demnach, von Mitte 20 bis Anfang 30 bleiben sie konstant, ab dann geht es langsam abwärts.

Eine Hochzeit wirkt sich nicht entscheidend auf die Kontakte aus, der Verlust des Partners hingegen schon: Er verringert sowohl das persönliche Netzwerk, bestehend aus Partnern und Freunden, als auch das familiäre Netzwerk aus Geschwistern, Eltern und sonstigen Verwandten. Dieser Prozess beginnt oft schon sehr früh kurz nach der Diagnose einer zum Tode führenden Erkrankung, wie die Hospizdienste bei ihrer täglichen Arbeit immer wieder erfahren. Dem entgegenzuwirken und aufzuzeigen, »wie viel man noch tun kann, wenn nichts mehr zu machen ist«, ist oftmals der Anknüpfungspunkt für die Hospizdienste, mit dem es gelingt, sich langsam destabilisierende persönliche Netzwerke wieder ins Lot zu bringen und damit auch den größten Wunsch des Patienten – ein Sterben in der gewohnten Umgebung umsorgt von Familie, Angehörigen und Freunden – der Realisierung ein großes Stück näher zu bringen. Interessant ist: Am stärksten schrumpft das Freundesnetzwerk bei einem Umzug. Genau aus diesem Grund erfreuen sich wahrscheinlich auch ehrenamtliche Besuchsdienste in Pflegeheimen zunehmender Beliebtheit und gehören mittlerweile zu den zentralen Qualitätsmerkmalen eines in ein regionales Netzwerk eingebundenen Pflegeheimes. »Die Entwicklung des sozialen Netzwerks ist abhängig von unserem Alter«, schreibt Wrzus, »und altersbedingte Begebenheiten können Änderungen daran hervorrufen« (Wrzus et al. 2013, S. 71; Übers. d. Autoren).

1.2 Das Unterstützungsnetzwerk für jeden einzelnen Patienten

Ein herausragender Anteil der Hospizidee ist, wenn man es so sagen will, die »organisierte Form des Umgangs mit sterbenden Menschen und deren sozialem Umfeld«. Der Grundgedanke dabei ist Integration und Vernetzung zwischen organisierter ehrenamtlicher und beruflicher Hilfe der Mitarbeiter[1] aller möglichen Fachdisziplinen sowie dem Wohnumfeld des sterbenden Menschen und seiner Angehörigen. In allen Phasen der Begleitung leisten die Hospizdienste oftmals über einen langen Zeitraum kompetente und menschlich zugewandte Unterstüt-

---

1 Aus Gründen der Lesbarkeit wird in diesem Buch jeweils nur die männliche oder weibliche Form verwendet. Es sind jedoch immer beide Geschlechter gleichermaßen gemeint.

zung für Sterbende und deren Umfeld. Der Hospizgedanke ist damit eine direkte Antwort auf die Vereinzelung und Einsamkeit des Menschen, der sich – direkt oder indirekt – mit dem Tod konfrontiert sieht.

Eine besondere Leistung der Hospizdienste liegt dabei in der Anwaltschaft für den Sterbenden und sein Umfeld und in der Rolle des »Übersetzers« und »Vermittlers« zwischen allen Welten, die am Sterbebett zusammenkommen. Meistens sprechen die verschiedenen Professionen über, gelegentlich sogar mit dem Patienten und versuchen mit jeweils eigener Nomenklatur auszudrücken, wie sie aus ihrer Fachlichkeit heraus »das Beste für den Patienten herausholen«.

Was hier so provokativ und überspitzt dargestellt vor gar nicht allzu langer Zeit noch das Erleben eines Sterbens im engsten Familienkreis nicht selten zur Horrorvision hat werden lassen, hat gleichzeitig die Hospizbewegung stark gemacht:

Da hat man ein ganzes Bündel von Experten am Sterbebett versammelt, jeder ein Spezialist auf seinem Gebiet und unbestritten um das Wohl eines Sterbenden im höchsten Maß besorgt, jeder mit einer eigenen Idee, was gut für den Betroffenen wäre und was die nächsten einzuleitenden Schritte sind, und dennoch ist man hilflos. Welchen Rat soll man nun befolgen, auf wen soll man hören? Kann man das eine tun, ohne das andere sein lassen zu müssen? Kann nicht doch das, was der eine für schlecht hält, das Beste für den Patienten sein, auch oder gerade weil dieser es sich jetzt in diesem Augenblick so und nicht anders wünscht? Kommt der Hausarzt noch, wenn man auf die Schwester der Sozialstation hört, und kann man – das schlechte Gewissen macht sich bemerkbar – tatsächlich bei den ersten körperlichen Zeichen des einsetzenden Sterbeprozesses, dem Wunsch des Patienten folgend, den Ruf nach dem

Notarzt ignorieren, den ein anderer schon allein aus Arzthaftungsgründen dringend empfiehlt?

»Früher« hätte so etwas das persönliche Netzwerk der Familie, oftmals der Großfamilie, stellvertretend und im Einvernehmen mit dem Patienten entschieden (oftmals war die Entscheidung schon vorweggenommen, weil es die Versorgungssysteme gar nicht gab). »Heute« ist es das Netzwerk um den Schwerkranken oder Sterbenden, das zunächst etabliert und dann aufeinander abgestimmt werden muss, damit wieder das in den Mittelpunkt rückt, was all diese Experten am Sterbebett versammelt hat: der Wunsch des Patienten.

Hospizdiensten als Anwalt, Übersetzer und Vermittler kommt nun die Aufgabe zu, das Unterstützungsnetzwerk um jeden einzelnen Patienten und sein Beziehungssystem ganz individuell – und im Verlauf oftmals auch immer wieder neu – zu knüpfen. Damit sind Hospizdienste Netzwerker in zwei Richtungen: Sie knüpfen das individuelle Netzwerk um den Patienten und sie knüpfen – und pflegen – das große Netzwerk in ihrem Einzugsbereich, das als verlässliche Unterstützungsquelle auf Abruf bereit steht, um aus seinen individuell aufeinander abgestimmten Komponenten das kleine Netzwerk um den Patienten zu bilden.

Schon jetzt wird deutlich, dass damit das Netzwerk mehr ist als die Summe seiner Teile.

»Vernetzung« im Sinne der Hospizbewegung bedeutet hier, Verbindungen zu schaffen und Verbindlichkeiten herzustellen. Verbindungen entstehen durch Kommunikation, Verbindlichkeiten durch konsentierte Regeln im Netzwerk.

Das Grundgerüst jeder Vernetzung bildet dabei die Kooperationsvereinbarung, deren Entstehen und deren Regeln das nachfolgende Kapitel ausführlich beschreiben soll. Der Frage, wie aus der Summe der Teile, sprich Kooperationsvereinbarungen, dann ein Netzwerk zu knüpfen ist, widmet sich das darauf folgende Kapitel.

2 Kooperationen

2.1 Von der Anfrage zur Vorklärung – der erste Schritt

Nicht alles muss neu erfunden werden und vieles hat sich bewährt. Bereits im Jahr 2006 hatte der Bayerische Hospiz- und Palliativverband eine Handreichung für die Kooperation mit Alten- und Pflegeheimen veröffentlicht. Vieler dieser Tipps sind heute noch brauchbar. Denn bereits damals hatten Hospizdienste längst Kontakte zu örtlichen Heimen gesucht. Sie waren eine willkommene Ergänzung des ambulanten Angebotes von Hospizdiensten. Intensive Kontakte und Hospizbegleiterfortbildungen für den Einsatz im Heim wurden entwickelt. Es gab enge Kooperationen zwischen Hospizdiensten und Heimen, um die Hospizidee substanziell zu implementieren. Was damals als neue

Form der Hospizarbeit galt, die sich sowohl vom Einsatz in einem stationären Hospiz oder einer Palliativstation als auch von der ambulanten Begleitungsarbeit in der Familie unterscheidet, ist heute vielerorts Routine. Doch formale Kooperationen sind noch nicht die Regel. Dabei sind Pflegeheime nicht der einzig denkbare Partner. Nicht nur die Politik, sondern die Grundhaltung des »hospice care« verlangt drängend und grundsätzlich und umfassend nach Vernetzung und Kooperation.

Prinzipiell sind bei (An-)Fragen nach formalen Kooperationsvereinbarungen drei Szenarien denkbar, die zu ähnlichen Konsequenzen führen. Am Beispiel des ambulanten Hospizdienstes sind dies:

1. An den Hospizdienst wird von außen die Anfrage nach einer Kooperationsvereinbarung herangetragen.
2. Im Hospizdienst selbst wurde überlegt, mit einem Partner eine Kooperationsvereinbarung zu schließen.
3. Zuschussgeber oder Förderbedingungen verlangen nach einer formellen Kooperation.

In allen drei Fällen muss die Einrichtung sich ähnliche Fragen stellen. Diese Fragen zwingen zur Reflexion und zum Gespräch untereinander. Sie sollten nicht übersprungen werden. Solche Fragen sind z. B.:

- Warum wollen wir diese Kooperation? Warum will sie der Partner? Sind es Bedarfe und Bedürfnisse aus der praktischen Arbeit, die eine Kooperation notwendig und sinnvoll machen?
- Sind es gesetzgeberische Vorgaben, politische oder finanzielle Gründe, die den Abschluss einer Kooperationsvereinbarung zwingend machen?
- Welche Ziele verfolgen die Partner? Wie verhalten sich diese Ziele zu den grundsätzlichen Zielen der eigenen Einrichtung?

* Gibt es Zielsetzungen auf Seiten unseres Partners, die sich vielleicht mit den Zielen unserer Einrichtung oder gar der Hospizidee reiben? Werden Grenzen berührt, die wir eigentlich nie überschreiten wollten?
* Wie passt eine solche Vereinbarung in unsere sonstigen Kooperationen und Vernetzungen? Müssen wir regionale Besonderheiten beachten? Was können wir eigentlich anbieten? Haben wir genügend Menschen und Mittel? Wo steckt der Gewinn? Können wir etwas in die Kooperation einbringen, was dem Partner nützt, uns aber weniger (z. B. Anschluss an unseren Informationsfluss)? Wo sind auch hier die Grenzen? Was wollen wir geben und was wollen wir nehmen?

All diese Fragen können eine heilsame Reflexion anregen und führen zu einer fundierten Entscheidung, ob eine Kooperation wirklich sinnvoll ist.

2.2 Formen der Kooperation – der zweite Schritt

Wenn von »Kooperationsvereinbarung« die Rede ist, bedarf der Begriff einer Präzisierung. Man unterscheidet mehrere Formen:
* *Kooperationsvertrag* (zwischen Trägern, Organisationen, Vereinen oder Personengruppen)
* *Kooperationsvereinbarung* (eher im Sinne einer durchaus ausformulierten Absichtserklärung)
* *Vernetzung* (formell: Beitritt zu einem Netzwerk und informell: Mitarbeit in einem Netzwerk)

- Bekanntgabe oder *Bekräftigung einer Zusammenarbeit* (z. B. mündlich oder in einem Brief)

Unabhängig davon, welche Art der Kooperation geschlossen wird, ist die Unterscheidung zu thematisieren, damit beide Partner das gleiche meinen, wenn sie von einer »Kooperation« sprechen.

Entscheidend ist, *wer* letztlich mit *welchem* Mandat *was* unterschreibt. Es kann durchaus sein, dass sehr unterschiedliche Organisations- und Hierarchiestufen solche Vereinbarungen schließen. Darauf ist zu achten, weil durch den Vertragsschluss gegebenenfalls eine ganze Palette von organisatorischen Regeln und Grundsätzen mit »eingekauft« wird.

Beispiel: Wenn ein ambulanter Hospizdienst eines Wohlfahrtsverbandes eine Kooperationsvereinbarung mit einem Alten- und Pflegeheim verhandelt, ist davon auszugehen, dass auf Seiten des Hospizdienstes die Unterzeichnung durch eine weit höhere Instanz des Wohlfahrtsverbandes notwendig ist, weil solche Verträge eben nur von dieser Ebene unterzeichnet werden dürfen. Es ist im Blick zu behalten, wer in welcher Rolle mit wem eine disziplinarische (z. B. bezüglich juristischer Befugnisse) und fachliche (z. B. bezüglich fachlicher Befugnisse) Augenhöhe darstellt.

2.3 Persönliche Aspekte der Kooperation – ein Zwischenschritt

So, wie in der einzelnen Sterbebegleitung eine wertschätzende, einfühlsame und achtsame Kommunikation das zentrale Medium der individuellen Begleitung ist, so gilt dieser Grundsatz einer wertschätzenden Haltung auch zwischen Gruppen von Menschen. In der Regel fällt den Mitarbeitenden in der Hospizbewegung eine offene und wertschätzende Gesprächskultur nicht schwer. So kann manche Klippe in der Zusammenarbeit leicht – und oft auch humorvoll – überwunden werden. Die zwischenmenschliche Atmosphäre lebt dann davon, dass das Gegenüber genauso ernst genommen wird wie die eigenen Wünsche und Bedürfnisse. Eine solche Gesprächskultur, die häufig »gewaltfreie wertschätzende Kommunikation« genannt wird, lässt sich auch gut gemeinsam einüben. Hier ist der Ansatz von Marshall B. Rosenberg eine Hilfe, der diese Haltung näher beschrieben hat:

»Seitdem habe ich einen spezifischen Zugang zur Kommunikation entdeckt – zum Sprechen und zum Hören –, der uns dazu führt, von Herzen zu geben, indem wir mit uns selbst und mit anderen auf eine Weise in Kontakt kommen, die unser natürliches Einfühlungsvermögen zum Ausdruck bringt. Ich nenne diese Methode Gewaltfreie Kommunikation und benutze den Begriff Gewaltfreiheit im Sinne von Gandhi: Er meint damit unser einfühlendes Wesen, das sich wieder entfaltet, wenn die Gewalt in unseren Herzen nachlässt. Wir betrachten unsere Art zu sprechen vielleicht nicht als ›gewalttätig‹, dennoch führen unsere Worte oft zu Verletzung und Leid – bei uns selbst oder bei anderen« (Rosenberg 2012, S. 18).

Einer gelungenen Zusammenarbeit liegt also nicht nur eine gute inhaltliche Vorklärung zugrunde. Eine gute Zusammenarbeit basiert auch stark auf einer guten Beziehungspflege der betreffenden Mitarbeiter, weil sie die Kooperation in der Praxis leben sollen. Deshalb ist mit einer schriftlichen Form der Zusammenarbeit erst ein Teil des Weges gegangen. Das Gelingen hängt nicht selten an Einzelpersonen, sodass deren vertrauensvolles Miteinander in den Blick zu nehmen ist. Im praktischen Alltag gelebter Kooperation spiegelt sich Wertschätzung dann auch in vielen größeren und kleineren Begegnungen. Es sollte beispielsweise selbstverständlich sein, dass beide Partner einander an ihren Festen und Feiern teilhaben lassen. Das reicht vom Sommerfest bis zu Jubiläen. Auch die Information über Personalwechsel und das persönliche Vorstellen neuer Mitarbeiter gehört zum guten Ton der Kooperation. Weil Kooperation mehr ist als ein Schriftwerk oder eine Absichtserklärung, geht bei einem Personalwechsel bei einem der Kooperationspartner die gute Zusammenarbeit nicht nahtlos über in die Hände des Nachfolgers. Es braucht dann erneute Gespräche, vielleicht auch eine Klärung des Kooperationswillens und des Kooperationsinhaltes. Dies dient dazu, nicht nur die inhaltliche Ebene neu auszurichten, sondern auch dem Aufbau einer neuen vertrauensvollen Zusammenarbeit eine Chance zu geben. Je konkreter eine Kooperation schriftlich gefasst und Rollen und Aufgaben benannt sind, desto besser gelingt der Übergang.

Gute Erfahrungen machen Hospizdienste auch damit, Mitarbeiter ihres Partners an offenen Fortbildungen zu beteiligen oder sie dazu einzuladen. Umgekehrt hat schon mancher Hospizbegleiter von einer interessanten Fortbildung im Pflegeheim oder im Krankenhaus profitiert. Die Gemeinsamkeit, das ist die Grundaussage des Kooperationsverständnisses, endet nicht bei den konkreten Einsätzen in der Sterbebegleitung.

Die Kooperationsvereinbarung allein ersetzt und belebt also noch nicht die Zusammenarbeit! Im günstigsten Fall besteht eine gute Zusammenarbeit schon länger, sodass die Vereinbarung diese nur formell besiegelt. In anderen Fällen muss diese Zusammenarbeit eingeübt und gestaltet werden – vielleicht im Kontext des Entstehens der Vereinbarung. So ist z. B. die Frage von möglichen Konflikten zwischen den »von außen eindringenden« Hospizbegleitern und den vor Ort oder beim Partner arbeitenden »Primärversorgern« (also z. B. Pflegekräften) immer wieder ein konfliktträchtiges Thema.

Eine gute und sehr einprägsame Übung zur Vorbereitung einer engeren Kooperation zwischen einem Hospizdienst und einem Pflegeheim hat Martin Alsheimer vor einigen Jahren entwickelt. Sie wurde in vielen Projekten der Implementierung von Hospizkultur erprobt. Manche tragfähige Kooperation ist mit solchen Begegnungen »spielerisch« begonnen worden. Im Anhang I werden die wichtigsten Schritte dazu vorgestellt.

2.4 Inhalte einer Kooperation – der dritte und vierte Schritt

Aus bereits bestehenden Kooperationsvereinbarungen lassen sich Faktoren ermitteln, die sinnvoll sind und sich bewährt haben. Wenn zwei Partner die Entscheidung getroffen haben, dass sie eine Kooperation eingehen wollen, können diese Faktoren

• in Form eines vorbereitenden Themen- und Fragerasters innerhalb einer Einrichtung auf dem Weg zu einer Vereinbarung verstanden werden,

• im weiteren Verlauf des Kooperationsaufbaus eine Grundlage sein für ein gemeinsames Gespräch beider Partner.

Die Themen dieser beiden Schritte sind im Überblick:

• Kooperationspartner
  – Was ist die Motivation der Zusammenarbeit, ist sie wirklich gewollt?

- Wer genau sind die Kooperationspartner?
- Wer ist in welcher Rolle wofür entscheidungs- und zeichnungsbefugt?
* Ziele der Kooperation
  - Was ist das Ziel der Vereinbarung?
* Form der Kooperation
  - Welche Form der Kooperation ist für das gemeinsame Ziel sinnvoll?
* Dauer der Kooperation
  - Welche Dauer, Überprüfung und Kündigungsfrist sind sinnvoll?
* Ort der Kooperation
  - An welchem Ort wird die Kooperation gelebt?
* Inhalt der Kooperation
  - Was sind die wichtigsten Grundsätze beider Partner?
  - Was ist der Gegenstand der Kooperation?
  - Welche Einsätze bzw. Abläufe sollen wie geregelt werden?
  - Welche Vor- und Nachbesprechungen von Einsätzen sind erforderlich?
  - Welche Personen und Rollen werden auf der operativen Ebene einbezogen (z. B. Einsatzleitung, Dienstvorgesetzte, Zuständigkeiten)?
  - Wie ist die gemeinsame Qualitätssicherung (Supervision, Fortbildung) zu regeln?

Speziell im stationären Bereich ist zu bedenken:
  - Gibt es ein Mitspracherecht des Partners bei der Auswahl ehrenamtlicher Hospizbegleiter?
  - Ist es sinnvoll, einen festen Stamm ehrenamtlicher Hospizbegleiter mit einem bestimmten Zeitkontingent einer Einrichtung zuzuordnen?
  - Gibt es gemeinsame Fortbildungen?

- Wie ist die Integration in die Teamkommunikation geregelt?
- Leistung und Gegenleistung
  - Wer trägt die entstehenden Kosten der Zusammenarbeit?
  - Wie werden Fahrtkostenersatz und Ausgaben für Supervision und Fortbildung geregelt?
- Haftungsfragen
  - Welche rechtlichen Fragen sind zu beachten?
  - Wie ist die Versicherung geregelt?
- Dokumentation
  - Was ist zu dokumentieren?
  - Wie wird dokumentiert?
- Schweigepflicht
  - Was muss bezüglich Schweigepflicht geklärt werden?
- Konfliktbeilegung
  - Wie wird in Konfliktfällen verfahren?
- Sonstige Vereinbarungen
  - Ergeben sich besondere Bedingungen aus der Verankerung bei einem Träger?
  - Gibt es besondere (lokale) Gegebenheiten zu beachten, die der Vereinbarung ein besonderes Gepräge geben könnten?
  - Gibt es sonstige, eigens zu benennende Vereinbarungen?
  - Welche Fragen sind im Kontext von Öffentlichkeitsarbeit zu klären?
  - Wie ist der Umgang mit Weitergabe von Informationen über den Partner (Infomaterial, Internet etc.) geregelt?

Die Einsätze und Einsatzprofile müssen durchdacht werden. Im Kontext ehrenamtlicher Arbeit ist beispielsweise zu klären, welche Aufgaben auf die Hospizbegleiter und den Hospizdienst zukommen, wenn sie in einen stationären Kontext eingebunden werden. Die Gegebenheiten sind vor Ort sehr unterschiedlich.

Das kann vom Besuchsdienst bis zur Nachtwache oder dem kurzen Einsatz in einer schwierigen und kritischen Bewohnersituation reichen. Es kann von der bewohnerbezogenen Zuteilung von Hospizbegleitern durch eine Einsatzleitung bis hin zu regelmäßigen Besuchen eines Ehrenamtlichen auf einer Station reichen. Wichtig ist, dass alle Erwartungen und Grenzen vorher klar abgesprochen werden. Dazu kommen Beschränkungen im Kontakt, die von mehreren Seiten ausgehandelt werden müssen. So muss klar sein, dass der Betroffene selbst (oder sein gesetzlicher Vertreter) den Einsatz wünscht. Gleichzeitig sollten auch die Angehörigen einbezogen werden. Diese Kommunikation kann aufwendig sein.

Es würde den Rahmen dieses Bandes sprengen, für jeden denkbaren Partner und jede denkbare Variante einer Kooperation oder jede denkbare Ausprägung konkrete Ausarbeitungen vorzuschlagen. Die Grundaussagen und Impulsfragen dieses Bandes genügen, um in der konkreten Situation die wichtigsten Inhalte zu erarbeiten und die nötigen Formulierungen zu finden. Die Arbeit an den Formulierungen schärft zudem den Kooperationswillen und kräftigt die Zusammenarbeit.

2.5 Impulsfragen zur Ausgestaltung der Inhalte einer Kooperation – der fünfte Schritt

Die Ausgestaltung der Inhalte einer Kooperation ist abhängig von den jeweiligen Kooperationspartnern. Sie können unterschiedliche Zielsetzungen haben und Kontakte, Verbindungen und Zusammenarbeit sind jeweils von unterschiedlicher Qualität und Quantität. Je nach Berührungspunkten und Wunsch oder auch Notwendigkeit zur Zusammenarbeit braucht es eine weniger oder eben auch mehr geregelte Form der Zusammenarbeit. Dazu sind Vorüberlegungen notwendig, zu deren Erleichterung Impulsfragen vorgestellt werden.

Insbesondere bei einer mündlichen Kooperationsvereinbarung empfiehlt es sich, nach Klärung aller Fragen die Vereinbarungen wenigstens intern in Form eines Protokolls zu dokumentieren. Dieses kann herangezogen werden, wenn beispielsweise Nachgespräche erforderlich sind, Veränderungen jedweder Art eintreten oder ein Personalwechsel im Verlauf der Zusammenarbeit stattfindet. Denn sollte es keine verbindliche schriftliche Basis geben, kommt dem persönlichen vertrauensvollen Kontakt und dem Anknüpfen an das Protokoll wie auch den vorhandenen Erfahrungen eine besondere Bedeutung zu.

Zwischen den Versorgungskontexten gibt es viele Parallelen, wenn es um die Klärung einer möglichen Zusammenarbeit geht. Es gibt aber auch einige wichtige Unterschiede. Deshalb sollen die wichtigsten Versorgungskontexte separat voneinander dargestellt werden.

Auf den folgenden Seiten ist beispielhaft eine Liste möglicher Fragen aus der Perspektive eines ambulanten Hospizdienstes ausgearbeitet.

2.5.1 Partner in der ambulanten Versorgung

Niedergelassene Hausarztpraxis/Facharztpraxis als Kooperationspartner

Kooperationspartner
* Wer sind die Kooperationspartner?

Ziele der Kooperation
* Welches Ziel soll insgesamt mit der Kooperation angestrebt werden?
* Welche einzelnen Ziele sind wichtig, um das Gesamtziel zu erreichen?

Form der Kooperation
* Welche Form der Kooperation ist der Zielsetzung angemessen: Kooperationsvertrag, Kooperationsvereinbarung, Vernetzung, Bekräftigung einer Zusammenarbeit?

Dauer der Kooperation
* Soll die Kooperation jährlich bestätigt oder automatisch verlängert werden?
* Sind z. B. jährliche Treffen zur Reflexion der Zusammenarbeit sinnvoll?

Ort der Kooperation
* Kann es Situationen geben, in denen es sinnvoll ist, dass eine Palliativfachkraft bei einem Hausbesuch dabei ist?

Inhalt der Kooperation
* Was konkret wollen und brauchen die Partner voneinander, um einen Patienten aus einer Hand zu versorgen?
* Weiß der Arzt oder die Ärztin, wie der Hospizdienst »Hospiz« definiert und kommuniziert und wie er selbst den Patienten »Hospiz nahe bringen« kann?
* Weiß der Arzt oder die Ärztin Bescheid über Angebote (Palliativberatung, Hospizbegleitung, Trauerbegleitung, Rufbereitschaft) sowie deren Verfügbarkeit?
* Kennt der Arzt oder die Ärztin die Abläufe im Hospizdienst (Zustimmung der Betroffenen sowie der An- und Zugehörigen, Kontaktaufnahme, Hausbesuch, ehrenamtlicher Einsatz etc.)?
* Weiß der Hospizdienst, was der Arzt oder die Ärztin (nicht) leisten kann?

Niedergelassene Hausarztpraxis/Facharztpraxis als Kooperationspartner

- Weiß der Hospizdienst, wie der Arzt oder die Ärztin (nicht) erreichbar ist und was der bevorzugte »Plan B« für den Patienten bzw. die Patientin ist?
- Wie finden Einweisungen statt, weiß der Hospizdienst, mit welchen Palliativstationen, Krankenhäusern der Arzt oder die Ärztin bevorzugt kooperiert?
- Wer informiert wen wann und worüber? (Koordination: nach Hausbesuch, über ehrenamtlichen Einsatz, bei relevanten Interventionen wegen Nutzung der 24h-Rufbereitschaft durch Betroffene, bei relevanten Veränderungen; Arzt oder Ärztin: bei Wiederaufnahme der häuslichen Versorgung nach Entlassung aus Krankenhaus, bei relevanten Veränderungen, bei Einweisung in Krankenhaus)
- Welche Schnittstellen ergeben sich zur Tätigkeit der Palliativfachkraft des Hospizdienstes (Beratung, Linderung und Kontrolle von Symptomen, Vermittlung anderer Hilfen etc.)?
- Wissen die Arzthelfer/innen über die Zusammenarbeit?
- Ist ein kurzfristiger Termin beim Arzt oder der Ärztin für die Palliativfachkraft möglich? Bei welchen Anlässen ist eine persönliche Rücksprache sinnvoll?
- Ist der Arzt oder die Ärztin bereit, für den Hospizdienst einen öffentlichen Vortrag zu halten und/oder bei Schulungen mitzuwirken?
- Ist der Arzt oder die Ärztin bereit, die Angebote des Hospizdienstes im regionalen Ärztenetz vorzustellen?

Leistung und Gegenleistung

Haftungsfragen
- Gibt es insbesondere an den Schnittstellen Haftungsfragen zu klären?

Dokumentation
- Auf welche Weise erfolgt die gegenseitige Information darüber, was der aktuelle Stand der Dinge bzgl. eines Patienten oder einer Patientin gerade ist (Fax, Telefon, E-Mail)?
- Was muss über den Verlauf dokumentiert werden? Was wird mündlich besprochen?

Schweigepflicht
- Gibt es Datenschutzbestimmungen zu klären?

Niedergelassene Hausarztpraxis/Facharztpraxis als Kooperationspartner

* Welche patientenbezogenen Informationen dürfen ohne Weiteres bzw. nach Rücksprache mit Betroffenen ausgetauscht (telefonisch besprochen oder kopiert) werden?
* Sind die Arzthelfer/innen über die Vereinbarungen bzgl. des Informationsaustausches informiert?

Konfliktbeilegung
* Auf welche Weise sollen Konflikte, Missverständnisse, unerfüllte Erwartungshaltungen geklärt werden, insbesondere solche, die sich aus einer konkreten Begleitungssituation ergeben können?

Sonstige Vereinbarungen
* Ist eine Mitwirkung des Arztes oder der Ärztin im Vorstand des Hospizdienstes denkbar?
* Sollen Flyer des Hospizdienstes in der Praxis ausliegen?
* Dürfen Plakate zu Hospizveranstaltungen in der Praxis aushängen?

Ambulanter Pflegedienst als Kooperationspartner

Kooperationspartner
* Wer sind die Kooperationspartner?

Ziele der Kooperation
* Welches Ziel soll insgesamt mit der Kooperation angestrebt werden?
* Welche einzelnen Ziele sind wichtig, um das Gesamtziel zu erreichen?

Form der Kooperation
* Welche Form der Kooperation ist der Zielsetzung angemessen: Kooperationsvertrag, Kooperationsvereinbarung, Vernetzung, Bekräftigung einer Zusammenarbeit?

Dauer der Kooperation
* Soll die Kooperation jährlich bestätigt oder automatisch verlängert werden?
* Sind z. B. jährliche Treffen zur Reflexion der Zusammenarbeit sinnvoll?

Ambulanter Pflegedienst als Kooperationspartner

Ort der Kooperation
* Kann es Situationen geben, in denen es sinnvoll ist, dass die Palliativfachkraft des Vereins vor Ort ist, wenn der Pflegedienst kommt?

Inhalt der Kooperation
* Was konkret wollen und brauchen die Partner voneinander, um einen
Patienten aus einer Hand zu versorgen?
* Wie wird den Pflegekräften im Pflegedienst die Zusammenarbeit
kommuniziert?
* Was muss gemacht werden, damit die Kooperation sowie die Ziele und
Inhalte allen Pflegenden bekannt sind und die Kooperation auch aktiv
gelebt wird?
* Was braucht es, dass die Kooperation von allen Pflegenden akzeptiert
ist? Gibt es Vorbehalte von Pflegekräften?
* Wissen die Pflegekräfte, wie der Hospizdienst »Hospiz« definiert und
kommuniziert und wie er selbst den Patienten die Idee eines
Hospizeinsatzes nahebringen kann?
* Sind die Pflegekräfte über die Angebote (Palliativberatung, Hospizbe-
gleitung, Trauerbegleitung, Rufbereitschaft) sowie über die Verfügbar-
keit dieser Angebote informiert?
* Kennen die Pflegekräfte die Abläufe im Hospizdienst (Zustimmung der
Betroffenen sowie der An- und Zugehörigen, Kontaktaufnahme, Haus-
besuch, ehrenamtlicher Einsatz etc.)?
* Weiß der Hospizdienst, was der Pflegedienst (nicht) leisten kann?
* Welche Schnittstellen ergeben sich zur Tätigkeit der Palliativfachkraft
(Beratung [z. B. zu Themen wie: Mundpflege, Lagerung, Erleichterung
der Atmung, Gabe von Ernährung und Flüssigkeit etc.], Linderung und
Kontrolle von Symptomen, Vermittlung von anderen Hilfen etc.)?
* Wie wird die Schnittstelle zwischen Pflege und Beratung durch den
Pflegedienst und der palliativpflegerischen Beratung durch die Pallia-
tivpflegefachkraft des Hospizdienstes praktisch gelebt?
* Wer informiert wen wann und worüber (Koordination: nach Hausbe-
such, über ehrenamtlichen Einsatz, bei relevanten Interventionen
wegen Nutzung der 24h-Rufbereitschaft durch Betroffene, bei relevan-
ten Veränderungen; Pflegedienst: bei Wiederaufnahme der häuslichen
Versorgung nach Entlassung aus dem Krankenhaus, bei relevanten

Ambulanter Pflegedienst als Kooperationspartner

Veränderungen, bei Einweisung in ein Krankenhaus)? Braucht es Teamsitzungen?

- Gibt es im Pflegedienst Pflegekräfte mit Basiskurs Palliative Care (40 oder 160 Unterrichtsstunden)? Gibt es andere nachweisliche Kompetenzen in dieser Richtung? Haben die palliativ geschulten Mitarbeiter einen besonderen Auftrag innerhalb des Pflegedienstes?
- Weiß der Hospizdienst, wie der Pflegedienst (nicht) erreichbar ist (auch nachts)?
- Bei welchen Anlässen ist eine persönliche Rücksprache sinnvoll?
- Sind Mitarbeiter des Pflegedienstes (z. B. PDL) bereit, für den Hospizdienst einen öffentlichen Vortrag zu halten und/oder bei Schulungen mitzuwirken?
- Sind Mitarbeiter des Pflegedienstes bereit, die Angebote des Hospizdienstes im regionalen Netz der Pflegedienste bekannt zu machen?

Leistung und Gegenleistung
- Braucht es für die Kooperation eine Fortbildung im Sinne einer Grundlageninformation über Hospiz und über den Hospizdienst für das Pflegeteam?
- Soll es für Pflegekräfte und Hospizbegleiter gemeinsame Fortbildungen geben?
- Gibt es seitens des Pflegedienstes Leistungen, die gezielt für die Kooperation angeboten werden?
- Gibt es seitens des Hospizdienstes Leistungen, die gezielt für die Kooperation angeboten werden?

Haftungsfragen
- Gibt es Haftungsfragen zu klären? Dies ist insbesondere relevant, wenn es in der (palliativ)pflegerischen Beratung Schnittstellen gibt oder wenn Hospizbegleiter kleine Handgriffe tun. Wie sind diese Handgriffe geregelt und festgelegt?

Dokumentation
- Führt die Palliativfachkraft des Hospizdienstes die Dokumentation in den Bögen des Pflegedienstes?
- Welche Informationen braucht der Pflegedienst über das Tun der Hospizbegleiter/innen und wie werden diese vermittelt?

Ambulanter Pflegedienst als Kooperationspartner

Schweigepflicht
* Gibt es Datenschutzbestimmungen zu klären?
* Welche patientenbezogenen Informationen dürfen ohne Weiteres bzw. nach Rücksprache mit Betroffenen ausgetauscht (telefonisch besprochen oder kopiert) werden?

Konfliktbeilegung
* Auf welche Weise sollen Konflikte, Missverständnisse, unerfüllte Erwartungshaltungen geklärt werden, insbesondere solche, die sich aus einer konkreten Begleitungssituation ergeben können?
* Wie häufig und mit wem müssen Gespräche stattfinden, um die Zusammenarbeit zu reflektieren und insbesondere Schwierigkeiten, die an der Schnittstelle auftreten, konzeptionell zu lösen?

Sonstige Vereinbarungen
* Ist die Mitwirkung einer Vertreterin des Pflegedienstes (z. B. PDL) im Vorstand des Hospizdienstes denkbar?
* Sollen die Pflegekräfte Flyer des Hospizdienstes im Auto haben?
* Ist es sinnvoll, die Vereinbarung zunächst für eine Probezeit abzuschließen und regelmäßig zu evaluieren?

Sozialdienst bzw. Pflegeüberleitung eines Krankenhauses als Kooperationspartner

Kooperationspartner
* Wer sind die Kooperationspartner?

Ziele der Kooperation
* Welches Ziel soll insgesamt mit der Kooperation angestrebt werden?
* Welche einzelnen Ziele sind wichtig, um das Gesamtziel zu erreichen?

Form der Kooperation
* Welche Form der Kooperation ist der Zielsetzung angemessen: Kooperationsvertrag, Kooperationsvereinbarung, Vernetzung, Bekräftigung einer Zusammenarbeit?

Sozialdienst bzw. Pflegeüberleitung eines Krankenhauses als Kooperationspartner

Dauer der Kooperation
- Ist z. B. jährlich ein Gespräch zur Reflexion der Zusammenarbeit sinnvoll?

Ort der Kooperation
- Ist es sinnvoll und leistbar, dass die Palliativfachkraft des Hospizdienstes vor Entlassung eines Patienten zur Vorklärung ins Krankenhaus kommt?

Inhalt der Kooperation
- Was konkret wollen und brauchen die Partner voneinander, damit vor einer Entlassung die Versorgung zu Hause rechtzeitig in die Wege geleitet wird?
- Weiß die Pflegeüberleitung, wie der Hospizdienst »Hospiz« definiert und kommuniziert und wie sie selbst den Patienten »Hospiz nahe bringen« kann?
- Ist die Pflegeüberleitung über die Angebote und die Verfügbarkeit des Hospizdienstes informiert?
- Weiß der Hospizdienst, was die Pflegeüberleitung (nicht) leisten kann?
- Weiß der Hospizdienst, wie die Pflegeüberleitung (nicht) erreichbar ist?
- Bei welchen Anlässen ist eine persönliche Rücksprache sinnvoll?
- Wer informiert wann wen und worüber?
- Bietet der Hospizdienst auch ein Vorgespräch (mit Pflegeüberleitung, Patientin, Angehörigen) im Krankenhaus an?
- Über welche Medien (Fax, E-Mail, Telefon) werden nach Rücksprache mit den Betroffenen Informationen (Arztbrief, Medikation, Planungsstand Pflegehilfsmittel etc.) ausgetauscht?

Leistung und Gegenleistung

Haftungsfragen

Dokumentation

Schweigepflicht
- Welche patientenbezogenen Informationen dürfen ohne Weiteres bzw. nach Rücksprache mit Betroffenen ausgetauscht (telefonisch besprochen oder kopiert) werden?

Sozialdienst bzw. Pflegeüberleitung eines Krankenhauses als Kooperationspartner

Konfliktbeilegung
* Auf welche Weise sollen Konflikte, Missverständnisse, unerfüllte Erwartungshaltungen geklärt werden, insbesondere solche, die sich aus einer konkreten Begleitungssituation ergeben können?
* Wie häufig und mit wem müssen Gespräche stattfinden, um die Zusammenarbeit zu reflektieren?

Sonstige Vereinbarungen
* Soll der Sozialdienst bzw. die Pflegeüberleitung über Flyer verfügen?

SAPV-Team als Kooperationspartner

Kooperationspartner
* Wer sind die Kooperationspartner?

Ziele der Kooperation
* Welches Ziel soll insgesamt mit der Kooperation angestrebt werden?
* Welche einzelnen Ziele sind wichtig, um das Gesamtziel zu erreichen?

Form der Kooperation
* Welche Form der Kooperation ist der Zielsetzung angemessen: Kooperationsvertrag, Kooperationsvereinbarung, Vernetzung, Bekräftigung einer Zusammenarbeit?

Dauer der Kooperation
* Soll die Kooperation jährlich bestätigt oder automatisch verlängert werden?
* Ist z. B. jährlich ein Gespräch zur Reflexion der Zusammenarbeit sinnvoll?

Ort der Kooperation
* Kann es Situationen geben, in denen es sinnvoll ist, dass die Palliativfachkraft des Hospizdienstes vor Ort beim Patienten bzw. der Patientin ist, wenn das SAPV-Team kommt?

SAPV-Team als Kooperationspartner

Inhalt der Kooperation
* Was konkret wollen und brauchen die Partner voneinander, um Patienten aus einer Hand zu versorgen?
* Weiß das SAPV-Team Bescheid über Angebote und Verfügbarkeit des Hospizdienstes?
* Weiß der Hospizdienst, wie das SAPV-Team erreichbar ist (auch nachts)?
* Weiß der Hospizdienst, was das SAPV-Team (nicht) leisten kann?
* Wie wird die Schnittstelle zwischen Pflege und Beratung durch das SAPV-Team und der palliativpflegerischen Beratung durch die Palliativ-pflegefachkraft des Hospizdienstes praktisch gelebt?
* Wer informiert wen wann und worüber? Braucht es Teamsitzungen?
* Sind regelmäßige Fallbesprechungen förderlich?
* Bei welchen Anlässen ist eine persönliche Rücksprache sinnvoll?
* Gibt es Vorbehalte?
* Gibt es gemeinsame öffentliche Veranstaltungen?

Leistung und Gegenleistung
* Braucht es für die Kooperation eine Fortbildung im Sinne einer Grundlaginformation über die Arbeit des Hospizdienstes für das SAPV-Team?
* Welche Leistungen werden ausschließlich vom Hospizdienst und welche werden ausschließlich vom SAPV-Team erbracht? Wo gibt es Überschneidungen??
* Soll es für Mitarbeitende des SAPV-Teams gemeinsame Fortbildungen mit Hospizbegleiter/innen und Palliativfachkräften des Hospizdienstes geben?
* Soll es eine gemeinsame Supervision geben?
* Zu welchen anderen Angeboten und Aktivitäten wird der Partner eingeladen?
* Haben beide Kooperationspartner einen Förderverein? Wie wird mit Spenden umgegangen? Wie werden Fundraising-Maßnahmen ohne Konkurrenz gelebt?

Haftungsfragen
* Gibt es Haftungsfragen zu klären? Dies ist insbesondere relevant, wenn es in der (palliativ)pflegerischen Beratung Schnittstellen gibt, wenn Palliativfachkräfte des Hospizdienstes Anordnungen der Palliativmediziner ausführen oder wenn Hospizbegleiter kleine Handgriffe tun.

SAPV-Team als Kooperationspartner

Dokumentation
* Gibt es eine gemeinsam genutzte Online-Dokumentation?
* Welche Dokumentation in Papierform wird getrennt/gemeinsam genutzt?

Schweigepflicht
* Welche patientenbezogenen Informationen dürfen ohne Weiteres bzw. nach Rücksprache mit Betroffenen ausgetauscht (telefonisch besprochen oder kopiert) werden?

Konfliktbeilegung
* Auf welche Weise sollen Konflikte, Missverständnisse, unerfüllte Erwartungshaltungen geklärt werden, insbesondere solche, die sich aus einer konkreten Begleitungssituation ergeben können?
* Wie häufig und mit wem müssen Gespräche stattfinden, um die Zusammenarbeit zu reflektieren und insbesondere Schwierigkeiten, die an der Schnittstelle auftreten, konzeptionell zu lösen?

Sonstige Vereinbarungen
* Die beiden Dienste verfügen gegenseitig über Flyer. Mit welcher Information werden die Flyer des SAPV-Teams an Betroffene weitergegeben auf dem Hintergrund, dass der Einbindung von SAPV eine ärztliche Verordnung vorausgeht?

2.5.2 Partner in der stationären Versorgung

Innerhalb der stationären Versorgungskontexte (stationäres Hospiz, Palliativstation, Alten- und Pflegeheim, onkologische oder andere Station eines Krankenhauses, andere Einrichtungen mit stationärem Charakter) gibt es viele Parallelen, wenn es um die Klärung einer möglichen Kooperation geht. Deshalb sollen die Fragen in einer Tabelle dargestellt werden.

Stationäre Einrichtungen als Kooperationspartner

Kooperationspartner
* Wer sind die Kooperationspartner?

Ziele der Kooperation
* Welches Ziel soll insgesamt mit der Kooperation angestrebt werden?
* Welche einzelnen Ziele sind wichtig, um das Gesamtziel zu erreichen?

Form der Kooperation
* Welche Form der Kooperation ist der Zielsetzung angemessen: Kooperationsvertrag, Kooperationsvereinbarung, Vernetzung, Bekräftigung einer Zusammenarbeit?

Dauer der Kooperation
* Soll die Kooperation jährlich bestätigt oder automatisch verlängert werden?
* Ist z. B. jährlich ein Gespräch zur Reflexion der Zusammenarbeit sinnvoll?

Ort der Kooperation
* Der Einsatzort ist die stationäre Einrichtung. Gibt es etwas, das in den Räumen des ambulanten Hospizdienstes stattfindet (Schulung, Fortbildung, Supervision, Sommerfest etc.)?

Inhalt der Kooperation
* Aufgaben und Integration Ehrenamtlicher:
  – Was genau sind die Aufgaben der ehrenamtlichen Hospizbegleiter?
  – Welche Schnittstellen ergeben sich in der psychosozialen und spirituellen Begleitung durch die ehrenamtlichen Hospizbegleiter und Pflegekräfte, Seelsorger, andere Berufe?
  – Wie sind die ehrenamtlichen Hospizbegleiter in die laufende Arbeit eingebunden?
  – Wie und welche Informationen bekommen Hospizbegleiter zu Beginn des Dienstes?
  – Wie geschieht die Übergabe nach Beendigung des Dienstes?
  – Wer ist Ansprechpartner für die Hospizbegleiter während des Dienstes?
  – Wie reagieren Fachkräfte auf den Einsatz von ehrenamtlichen Hospizbegleitern?

Stationäre Einrichtungen als Kooperationspartner

- Ist der Einsatz der ehrenamtlichen Hospizbegleiter allen kommuniziert und von allen akzeptiert? Gibt es Vorbehalte?
- Woran ist zu erkennen, dass die ehrenamtlichen Hospizbegleiter zu Helfern im Pflegealltag werden?
- Wie wird im Blick behalten, dass die Übergänge zwischen Besuchsdienst und Hospizdienst fließend sind? Können Kriterien benannt werden, wie sich das eine vom anderen unterscheidet, was zur Aufgabe der Hospizbegleiter gehört und was nicht?
- Was ist für die Zusammenarbeit bei einer Entlassung erforderlich?
- Welche Weisungsbefugnis haben die Fachkräfte gegenüber ehrenamtlichen Hospizbegleitern?

• Form des ehrenamtlichen Einsatzes:
- Soll ein Team ehrenamtlicher Hospizbegleiter für die stationäre Einrichtung abgestellt werden?
- Soll es Einzelbegleitung durch die ehrenamtlichen Hospizbegleiter geben?
- Soll ein Team von Hospizbegleitern fest zur Einrichtung als Ganzes gehören?
- Wie sieht die Begleitung dann aus, wenn Patienten/Bewohner innerhalb eines Hauses verlegt werden?
- Sollen ehrenamtliche Hospizbegleiter des ambulanten Hospizdienstes eingesetzt werden mit der Zielsetzung, die Patienten nach Entlassung zu Hause zu begleiten?
- An welchen Tagen und zu welchen Zeiten sollen ehrenamtliche Hospizbegleiter anwesend sein? Wie viele gleichzeitig? Sind Schichten sinnvoll? Wer koordiniert den Schichtplan der Hospizbegleiter?

• Rolle der Koordination des ambulanten Hospizdienstes:
- Welche Rolle spielt die Koordination des Hospizdienstes in Bezug auf die ehrenamtlichen Einsätze?
- Welchen Austausch gibt es zwischen Koordination und z. B. Pflegedienstleitung?
- Hat die Koordination des Hospizdienstes eine Rolle in Bezug auf die palliativ(pflegerische) Beratung?
- Hat die Koordination des Hospizdienstes eine Rolle in Bezug auf die Zusammenarbeit mit Hausärzten?

Stationäre Einrichtungen als Kooperationspartner

* Konzept:
  - Wo sind die ehrenamtlichen Hospizbegleiter »beheimatet«?
  - Gibt es in der stationären Einrichtung eine verantwortliche Person, die konzeptionell für die Integration der ehrenamtlichen Arbeit in die tägliche Arbeit der Einrichtung verantwortlich ist?
  - Welchen Austausch gibt es zwischen Vorstand/Geschäftsführung des Hospizdienstes und der Leitung der stationären Einrichtung?
  - Ist es sinnvoll, in der Entwicklungsphase der Kooperation einen Austausch zu schaffen, u. a. darüber, wie beide Seiten die Begleitung in diesem fließenden Feld erleben und wie die Auswahl der zu begleitenden Bewohner eingeschätzt wird?
* Schulung der Hospizbegleiter:
  - Wer führt als verantwortlicher Veranstalter die Schulung zum ehrenamtlichen Hospizbegleiter durch? Wo findet sie statt?
  - Sind spezielle Unterrichtseinheiten für den Einsatz in der stationären Einrichtung sinnvoll?
* Informationspolitik:
  - Wie wird die Kooperation nach außen kommuniziert?
  - Sollen Bewohner/Patienten beim Einzug/bei Aufnahme darüber informiert werden, dass Hospizarbeit ein selbstverständlicher Bestandteil der Angebote des Hauses ist?

Leistung und Gegenleistung
* Wie ist die Finanzierung der Schulung zum ehrenamtlichen Hospizbegleiter geregelt, falls nicht vollständig abrechenbar über § 39a SGB V?
* Wer verantwortet und finanziert die Supervision der ehrenamtlichen Hospizbegleiter?
* Wer verantwortet und finanziert die Fortbildung der Hospizbegleiter?
* Gibt es einen regelmäßigen finanziellen Ausgleich der stationären Einrichtung an den Hospizdienst, wenn die Einsätze der ehrenamtlichen Hospizbegleiter nicht abrechnungsfähig sind nach § 39a SGB V?
* Haben die ehrenamtlichen Hospizbegleiter ein eigenes Brieffach und Schließfächer?
* Gehören sie zum Personal, werden sie z. B. auf die Team-Fototafel mit aufgenommen?

Stationäre Einrichtungen als Kooperationspartner

* Haben die ehrenamtlichen Hospizbegleiter angemessenen Zugang zu Personalräumen?
* Gibt es gemeinsame Supervision und/oder Fortbildung von Ehrenamtlichen und Mitarbeitenden der Einrichtung?
* Wie wird die Kooperation im Werbematerial und im Internetauftritt dargestellt?
* Welche Absprachen sind für Pressemitteilungen wichtig?
* Gibt es gemeinsame öffentliche Veranstaltungen?
* Wer erstattet Auslagen und Fahrtkosten für die ehrenamtlichen Hospizbegleiter?
* Haben beide Kooperationspartner einen Förderverein? Wie wird mit Spenden umgegangen? Wie werden Fundraising-Maßnahmen ohne Konkurrenz gelebt?

Haftungsfragen
* Welche Haftungsfragen können durch den Einsatz der ehrenamtlichen Hospizbegleiter entstehen?
* Durch welche Einrichtung sind die ehrenamtlichen Hospizbegleiter versichert?

Dokumentation
* Führen die ehrenamtlichen Hospizbegleiter ihre Dokumentation in den Bögen der stationären Einrichtung?
* Führen sie eine eigene Dokumentation? Wird diese in der stationären Einrichtung oder im Hospizdienst geführt?
* Für wen oder was wird die Dokumentation gebraucht, was beinhaltet sie?

Schweigepflicht
* Welche Schweigepflichterklärungen müssen vorgenommen werden?
* Wissen die ehrenamtlichen Hospizbegleiter, wie sie gegenüber Patienten bzw. Bewohnern/Angehörigen mit den Informationen, die sie durch ihre feste Anbindung an das Haus haben, umgehen? Ist dies schriftlich fixiert?

Konfliktbeilegung
* Auf welche Weise sollen Konflikte, Missverständnisse, unerfüllte Erwartungshaltungen geklärt werden, insbesondere solche, die sich aus einem konkreten Einsatz Ehrenamtlicher ergeben können?

43

Stationäre Einrichtungen als Kooperationspartner

* Wie gehen die Hospizbegleiter bei Konflikten vor, wer ist ihr Ansprechpartner?
* Wie ist die Konfliktbeilegung auf Leitungsebene geregelt?

Sonstige Vereinbarungen
* Ist eine Mitwirkung eines Mitarbeiters in leitender Funktion im Vorstand des Hospizvereins denkbar und zielführend?
* Liegen Flyer des Hospizdienstes in der Einrichtung aus? Wie ist der Hospizdienst sonst in der Einrichtung sichtbar?
* Muss die Helfervereinbarung für den stationären Einsatz aktualisiert werden?

All dies sind Anregungen und Impulsfragen, die bei der Erarbeitung einer Kooperationsvereinbarung hilfreich und nützlich sein können.

Natürlich mag es weitere und andere Impulse und Erfahrungen geben. Die je konkrete Situation lehrt dann auch, was »hier und jetzt« nötig ist. Diese Ideen und Texte markieren daher erst den Beginn eines Weges.

2.6 Beispiele und Muster einer Kooperationsvereinbarung – der sechste Schritt

Dank vieler vorliegender Kooperationsvereinbarungen konnte ein Muster (Anhang II) erarbeitet und juristisch geprüft werden. Es soll als Beispiel dienen. Die Texte sind erprobt und mit guter Erfahrung unterlegt. Die Kooperationsvereinbarungen werden in den unterschiedlichen Einrichtungen vermutlich unterschiedlich aufgebaut sein. Aber das Beispiel kann ein Weg zur Ausgestaltung einer solchen Vereinbarung sein oder eine Hilfe, ein vom Kooperationspartner vorgegebenes Muster zu reflektieren.

Einen speziellen Fall stellen Situationen dar, in denen Hospizbegleiter ausschließlich für einen Versorgungskontext abgestellt werden. Es kann also Gegenstand einer Kooperationsvereinbarung zwischen einem Hospizdienst und einer stationären Einrichtung sein, Hospizbegleiter für den Dienst nur an diesem Ort vorzubereiten und abzustellen. In diesem Fall hat es sich bewährt, die »Verpflichtungen« bzw. »Helfervereinbarungen«, die der Hospizdienst mit seinen Hospizbegleitern schließt, auf diesen speziellen Einsatzort auszurichten. Auch dazu ist ein Vertragsmuster am Beispiel einer Kooperation zwischen einem Hospizdienst und einem Alten- und Pflegeheim (Anhang III) beigefügt. Einzelne Kooperationen sind jedoch noch kein Netzwerk. Das folgende Kapitel beschreibt den Weg zu einem solchen.

3 Hospiz- und Palliativversorgungsnetzwerke (HPVN)[2]

3.1 Ursprünge von Netzwerken

Der Begriff des »Netzwerks« erlebte etwa seit den 1980er Jahren einen regelrechten Senkrechtstart. Der Soziologe Manuel Castells etwa beschreibt die Gesellschaft des 21. Jahrhunderts als Netzwerkgesellschaft, in der sich um die Organisationsform Netzwerk alle relevanten Prozesse in Wirtschaft und Gesellschaft formieren. Insbesondere in sozialen Zusammenhängen gilt die Netzwerkstruktur vielfach als die Strategie, mit der die Heraus-

---

2   Vgl. Tarlatt 2015, Trappmann et al. 2005, Stegbauer 2008, Steinle 2005

forderungen komplexer und sich wandelnder Gesellschaften am besten gehandhabt werden können. Auch wenn der Begriff über die Zeit hinweg bisweilen inflationär gebraucht wurde, lassen sich Netzwerke nicht als eine kurzlebige modernistische Erscheinung einordnen.

In den unterschiedlichsten Bereichen wird der Erfolg dieser Struktur der Zusammenarbeit sichtbar. Die wirtschaftswissenschaftliche Innovationsforschung beispielsweise hat festgestellt, dass Netzwerke eng miteinander kooperierender Unternehmen derselben Branche (sogenannte Cluster) innovativer und produktiver agieren als ihre Konkurrenz. Das wohl prominenteste Beispiel hierfür ist der Aufschwung im Silicon Valley in den 1990er Jahren (vgl. dazu auch den »Silicon Valley Index« unter http://www.jointventure.org/index.php?option=com_content& view=category&layout=blog&id=13&Itemid=182, Zugriff am 16.06.2015).

Mittlerweile kann als gesichert gelten, dass regionale Netzwerke die Wettbewerbsfähigkeit steigern und sich damit positiv auf den Standort sowie die Beschäftigungssicherung auswirken.

Auch die Hospizbewegung hat bereits sehr früh die Netzwerkbildung als Chance und Notwendigkeit für die Optimierung der Versorgung schwerstkranker und sterbender Menschen erkannt. Nicht zuletzt hat das bewusste Bekenntnis zur Interdisziplinarität und Interprofessionalität in der Hospizarbeit und Palliativversorgung und deren aktive Gestaltung Versorgungsformen entstehen lassen, die im streng sektoral gegliederten Gesundheitswesen in Deutschland vor gar nicht allzu langer Zeit undenkbar gewesen wären.

3.2 Ziele und Eigenschaften von Netzwerken

Netzwerke lassen sich verstehen als eine spezifische Kooperation einer Vielzahl von Akteuren, die über einen längeren Zeitraum eine bestimmte Strategie zur Durchsetzung gemeinsamer Ziele verfolgen. Die Zusammenarbeit in einem Netzwerk ist darauf angelegt, einen »Mehrwert« für die einzelnen Akteure zu erzielen. Das heißt, Netzwerke bündeln Kompetenzen und Ressourcen, um gemeinsam Ziele zu erreichen, die ein Partner alleine nicht oder nur mit großem Aufwand erreichen könnte. Die Zusammenarbeit, die die Akteure in einem Netzwerk eingehen, kann auf der Basis einer eher lockeren Struktur, aber auch auf der Basis einer vertraglich verfestigten und institutionalisierten Struktur stattfinden.

In jedem Fall aber sind Netzwerke nicht durch eine hierarchische Ordnung gekennzeichnet, sondern auf Konsensbildung angewiesen. Dabei bringen wachsende Handlungsverflechtungen gleichzeitig steigende Partizipationsansprüche bei der Bewältigung von komplexen Aufgaben und Anforderungen hervor. Allerdings ist die Netzwerkbildung kein Selbstläufer, d. h. um bei der Problemlösung erfolgreich zu sein, reicht es nicht aus, lediglich ein Netzwerk zu gründen oder – wie in der Praxis nicht selten vorzufinden – dessen Existenz nur zu behaupten.

Entscheidend ist die Zusammensetzung nach spezifischen Kompetenzen, die zur Lösung regionaler Probleme benötigt werden.

Folgende Fragen müssen in diesem Zusammenhang geklärt werden:
• Welcher der Akteure ist Experte für welche Problemstellungen?

- Wem soll Wissen zur Verfügung gestellt werden und wer soll ggf. im Gegenzug Wissen einbringen?
- Könnte es Probleme bei der Kommunikation geben und, wenn ja, welche?
- Wie kann Wissen im Netzwerk generiert werden?
- Wie muss dieses Wissen aufbereitet und dargestellt werden, damit es die Adressaten erreicht?

Eine wesentliche Aufgabe von Netzwerken ist es demnach, den Transfer von Kenntnissen und Kompetenzen zu ermöglichen und zu verbessern und dadurch im Fall eines Hospiz- und Palliativversorgungsnetzwerkes (HPVN) mittelbar auch die Lebensqualität schwerstkranker und sterbender Menschen und deren An- und Zugehöriger positiv zu beeinflussen.

Erfahrungen in Netzwerken zeigen, dass gerade der Austausch personengebundenen Wissens vor Ort für das Gelingen von gemeinsamen Aufgaben und Zielen des Netzwerks von Bedeutung ist. Diese Zusammenarbeit verlangt von den Akteuren eines Netzwerks, dass sie sowohl Methoden der Kooperation als auch der Kommunikation und Verhandlung kompetent anwenden können.

Dennoch ist die Netzwerkbildung nicht immer das »Nonplusultra«. »Vor lauter ›netzwerken‹ komme ich kaum noch zum Arbeiten«: Solche und ähnliche Aussagen hört man bisweilen von Netzwerkakteuren. Das bedeutet, Netzwerke können zwar bestimmte Potenziale öffnen, bergen aber auch Gefahren. So besteht beispielsweise die Gefahr einer Überkomplexität, da Netzwerke oft mit Mitgliedern aus unterschiedlichen Arbeitsfeldern besetzt sind (z. B. Palliativstation, SAPV-Team, Hospizdienst, Vertreter der Kommunen etc.). Gleichzeitig sind Netzwerke immer prinzipiell offen, d. h. es können Mitglieder abwandern, es können aber auch im Verlauf des Arbeitsprozesses neue Mitglieder hinzukommen. Immer wieder kann dies bedeuten, dass sich die Struktur und ggf. auch die Ziele des Netzwerkes ändern. Zudem führt die Freiwilligkeit der Teilnahme dazu, dass Rechte und Pflichten nur schwer ableitbar sind.

Die regionsbezogene Vernetzung im Hospiz- und Palliativbereich und generell baut also auf bestehenden Partnern auf, die sich zu gemeinsamen Zielen zusammenfinden. Ihre Bedeutung wird immer größer, da im Zuge der Globalisierung die Steuerungsfähigkeit »vor Ort« eine erhöhte Wichtigkeit erhält. Es bleibt die Notwendigkeit, globale Ziele und Perspektiven der Hospiz- und Palliativversorgung regional umzusetzen und zu verankern, um Nachhaltigkeit zu sichern. Räumliche Präsenz und der direkte Kontakt sind wichtig in Netzwerken, denn Netzwerke leben aus der aktiven, insbesondere auch persönlichen Beziehung der Netzwerkpartner und der Bündelung der individuellen persönlichen und beruflichen Kompetenzen der Beteiligten (und wiederum auch von deren Netzwerken in anderen thematischen Bezügen).

Auf kommunaler und regionaler Ebene gibt es bereits seit geraumer Zeit soziale Netzwerke. Diese zielen darauf ab, die häufig bestehende Zersplitterung lokaler Hilfs- und Unterstützungsangebote zu überwinden und neue Kooperationsstrukturen zu entwickeln. So bildeten sich z. B. in vielen Kommunen die »Lokalen Bündnisse für Familie« entlang der Aufgabenstellung, »vor Ort« für Familien bessere Rahmenbedingungen zu schaffen. Ein Hospiz- und Palliativversorgungsnetzwerk (HPVN) muss auch die bestehenden Netzwerke in der Region kennen, muss auf sie zugehen und sie für die eigene Zielsetzung gewinnen.

Die vielerorts existierenden Netzwerke beschränken sich jedoch meist auf die Bearbeitung bestimmter Themen oder Arbeitsfelder (z. B. »Jugend und Arbeit«, »Bündnisse für Familie«, Bildungsnetze) und sind häufig gegeneinander abgeschottet.

Wie jahrelange Erfahrungen zeigen, sind die Lebensverhältnisse schwerstkranker und sterbender Menschen sowie deren An- und Zugehöriger sehr komplex und lassen sich nicht ohne Weiteres einzelnen thematischen, politischen oder administrativen »Zuständigkeiten« zuordnen. Dies bedeutet, dass ein Netzwerk für schwerstkranke und sterbende Menschen und deren Angehörige, das deren Lebensverhältnissen gerecht werden will, die Grenzen bestehender Netzwerke in Frage stellen und/oder verschiedene Netzwerke verbinden muss.

3.3 Aufbau

Die Gründung eines Netzwerkes erfordert Vorarbeiten von den Initiatoren. Je besser die vorausgehenden Planungen, desto eher können Konfliktpotenziale, aber auch Synergien berücksichtigt werden.

Potenziell Beteiligte müssen erkannt und unter Berücksichtigung ihrer Interessen für die gemeinsame Arbeit gewonnen werden. Vorhandene Kooperationsbeziehungen oder bestehende Netzwerke sollten den Initiatoren bekannt sein, damit ihr Potenzial für das zu gründende Netzwerk geklärt ist. Möglich ist auch, die Phase der Planung mit den zukünftigen Akteuren gemeinsam zu gestalten.

Um den Start strukturiert zu planen und mögliche Stolpersteine in den Blick zu nehmen, gibt es hilfreiche Instrumente:

- Mit einer *Beteiligtenanalyse* können die Interessen und Ziele möglicher Netzwerkpartner systematisch erfasst und eingeschätzt werden.

- Die *Visualisierung von Netzwerken* ermöglicht es, die lokalen Akteure und ihre Beziehungen untereinander darzustellen und somit lokale Kooperationsstrukturen sichtbar zu machen, um sie in die eigenen Planungen einbeziehen zu können.
- Der vielfältige Wissensstand der potenziell Beteiligten kann gezielt über Instrumente wie *Interviews und Gruppendiskussionen* erhoben und nutzbar gemacht werden.

3.3.1 Beteiligtenanalyse

In einer Beteiligtenanalyse werden die Interessen und Ressourcen, aber auch Widerstände potenzieller Netzwerkpartner systematisch analysiert. Sie ist ein wesentliches Instrument zur Orientierung für die Netzwerkkoordination.

Beteiligte in einem vorhandenen oder zu gründenden Netzwerk haben in der Regel unterschiedliche Interessen und verfügen über verschiedene Ressourcen. Auch das Konfliktpotential oder Widerstände gegen bestimmte Kooperationen oder Vorgehensweisen sind bei jedem (möglichen) Netzwerkpartner anders. Ziel einer Beteiligtenanalyse ist es daher, Akteure unter Betrachtung dieser Punkte zu analysieren und Strategien für ihre Einbindung als Partner zu entwickeln. Mit einer Beteiligtenanalyse können gemeinsame Ziele und die im Feld verfügbaren oder zumindest vermuteten Ressourcen erkannt und für die Gründung und Regelung eines Netzwerkes genutzt werden.

Zielkonflikte und unlösbare Widerstände werden deutlich; sie können entweder die Grenzen einer Zusammenarbeit im Vorfeld aufzeigen oder schon in dieser frühen Phase den realistischen Rahmen für gemeinsame Ziele beschreiben.

Zunächst werden alle tatsächlichen oder potenziellen Partner bzw. Beteiligten aufgelistet. Bereits aktive Kooperationen sollten genauso berücksichtigt werden wie »Wunschpartner«, die neu für eine Zusammenarbeit gewonnen werden sollen. In einer Tabelle werden die Ziele, Interessen, Ressourcen, Widerstände und Konflikte aufgelistet.

Tab. 1: Möglichkeit einer Beteiligtenanalyse

	Ziele	Interessen	Ressourcen	Widerstände	Konflikte	Strategie
Partner 1						
Partner 2						
...						
...						

In der Spalte »Ziele« werden Ziele des jeweiligen Beteiligten bezüglich der Arbeit mit der Zielgruppe eingetragen: sowohl grundsätzliche Ziele als auch die Ziele, die der Beteiligte mit seiner Teilnahme am Netzwerk verfolgt. Unter »Interessen« wird die Motivation des Betreffenden, sich an einem Netzwerk zu beteiligen, festgehalten. Dazu gehören z. B. strategische, fiskalische und politische Interessenslagen.

In die Spalte »Ressourcen« werden alle Mittel, Kompetenzen, Kenntnisse und Kontakte, die ein Beteiligter in das Netzwerk einbringen könnte, eingetragen.

Mit »Widerständen« sind Widerstände gegen das geplante Netzwerk gemeint, die sich in Bedenken oder Blockadehaltung gegen andere Beteiligte äußern.

»Konflikte« können aus den oben genannten Widerständen resultieren. Die Spalte nimmt aber auch Konflikte auf, die fruchtbar für ein Netzwerk sein können: offene Zielkonflikte, aktuelle organisationsinterne Veränderungen, transparente Konkurrenzen etc.

Die letzte Spalte bietet Platz, um Strategien für das Netzwerk zu sammeln. Dazu ist es nötig, die Eigenschaften und Notwendigkeiten der einzelnen Partner zu analysieren und diese im besten Fall für die Netzwerkarbeit nutzbar zu machen.

Eine Beteiligtenanalyse sollte vor dem Start der gemeinsamen Arbeit durch die initiierende Stelle durchgeführt werden; sie kann aber auch zu späteren Zeitpunkten gemeinsam erarbeitet werden. Bei schwierigen Situationen ist sie als Raster für die Analyse und Bearbeitung von Problemen oder Konflikten nützlich.

3.3.2 Visualisierung

Netzwerke lassen sich gut durch eine systematische grafische Darstellung (Visualisierung) beschreiben. Mit der Visualisierung von Netzwerken lassen sich die Akteure und ihre Beziehungen untereinander darstellen. Dadurch wird die lokale Kooperationskultur sichtbar. Auch die soziale Funktion des Netzwerks lässt sich so verdeutlichen.

In der Regel steht die Beschreibung der aktuellen oder gewünschten Interaktionen im Netzwerk im Vordergrund: Diese können auf systematische Weise und nach quantitativen und qualitativen Gesichtspunkten grafisch dargestellt werden. Die Visualisierung ist aber auch als Planungstechnik hilfreich: Statt der Ist-Situation wird dann die Soll-Situation verdeutlicht. Alle Formen von Netzwerken, ob offene oder geschlossene, hierarchische oder informelle, sind mit der Technik der Visualisierung darstellbar.

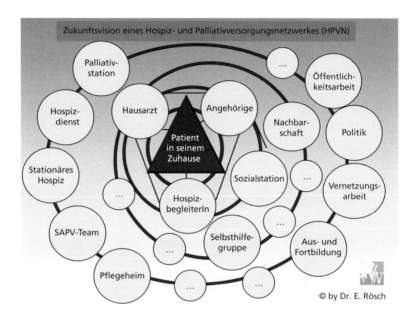

Abb. 1: Schematische Darstellung eines HPVN mit dem Patienten im Zentrum

Die Visualisierung von Netzwerken wird schnell unübersichtlich. Hilfreich kann es dann sein, Teilnetzwerke zu identifizieren und diese gesondert darzustellen. Ein anderer Weg kann sein, den Maßstab der Darstellung zu überdenken. Hier gilt dasselbe wie bei Landkarten: Zu viele Details lassen die Zusammenhänge ebenso wenig erkennbar werden wie zu wenige Details.

Die Verbindungen sollten bewertet werden. Es lassen sich der Grad, der Umfang, die Funktion, die Inhalte/Ziele u. a. der

Verbindungen unterscheiden. Wichtig ist: Alles, was abgebildet wird, muss sich an der Fragestellung an das Netzwerk orientieren. Andernfalls bekommt man zwar viele, aber unnütze Informationen. Die Visualisierung sollte vor der Gründung bzw. dem Start der gemeinsamen Arbeit durch die initiierende Stelle durchgeführt werden, kann aber auch zu späteren Zeitpunkten gemeinsam erarbeitet werden. Auch in schwierigen Situationen bietet sie die Möglichkeit, Probleme oder Konflikte sichtbar zu machen und zu bearbeiten. Eine zu Beginn erstellte Übersicht über das Netzwerk kann in späteren Phasen immer wieder aktualisiert werden: für einen gemeinsamen Blick auf die Kooperationsbeziehungen, um Schwachstellen zu erkennen, aber auch um Fortschritte und Stabilitätsgewinne sichtbar zu machen.

3.3.3 Interviews und Gruppendiskussionen

Experteninterviews oder Gruppendiskussionen sind u. a. in der Sozialforschung erprobte Methoden, mit denen die Akteure und insbesondere die Netzwerkkoordination ihr Wissen systematisch erweitern können. Spezifische Kenntnisse über die Zielgruppe der schwerstkranken und sterbenden Menschen sowie deren An- und Zugehörige und darüber hinaus Sichtweisen, Voreinstellungen, Ziele und Wünsche der Akteure bezüglich des Netzwerks werden so frühzeitig in Erfahrung gebracht.

Entscheidende strategische Bedeutung für den Aufbau des Netzwerks hat das umfassende und tätigkeitsfeldübergreifende Wissen über die Zielgruppe des HPVN. Aber auch die unterschiedlichen Sichtweisen der Akteure auf Ziele und Handlungsansätze für die Zielgruppe müssen erkannt werden. Die verschiedenen Akteure stammen in der Regel nur aus einem der unterschiedlichen lokalen Versorgungs-, Politik- und Handlungsfelder und kennen sich dementsprechend vor allem dort aus.

Die Stärke der oben genannten Methoden liegt darin, dass sich nicht nur das Fachwissen der Akteure erfassen lässt, sondern auch deren vielfältige Erfahrungen aufgespürt werden. Gerade durch Gruppengespräche lassen sich wichtige Informationen über Konsensmöglichkeiten und Arten der Kompromissbildung in Erfahrung bringen.

Wenn nicht explizit die Einschätzung eines Gremiums erfragt werden soll, ist es wichtig, die Akteure einzeln zu befragen, da Kenntnisse und Sichtweisen sich je nach Experte und Feld unterscheiden werden.

Experteninterviews und Gruppendiskussionen empfehlen sich nach einer ersten Auswahl und Benennung der zentralen Akteure im (potenziellen) Netzwerk. Am besten finden die Gespräche noch vor einem Auftaktworkshop statt. Natürlich können die Instrumente auch sinnvoll während der laufenden Projektarbeit verwendet werden. Experteninterviews eignen sich zur Erschließung neuer Themenfelder für ein bestehendes Netzwerk oder bei einer Ausweitung auf weitere Kooperationspartner.

Wichtige Fragestellungen an die Experten sind hierbei:
* Wer sollte beteiligt sein?
* Wen gibt es vor Ort, der einen relevanten Beitrag leisten kann?
* Wer könnte Interesse an einer Kooperation haben?
* Was könnte der jeweilige Beitrag sein?

Auf der Basis der bereits beschriebenen Beteiligtenanalyse können wichtige Institutionen, Organisationen und ihre Vertreter identifiziert werden, die unbedingt in ein HPVN einbezogen werden sollten. Dabei sollten sowohl Entscheidungsträger wie deren Mitarbeiterinnen und Mitarbeiter (die sogenannte »operative Ebene«) dabei sein. Generell ist es sinnvoll, von Anfang an Vertreter der Kommune (Landrat, Bürgermeister) für die Initiierung des Netzwerkes zu gewinnen. Abbildung 1 zeigt weitere essenzielle Mitglieder eines HPVN.

Die Entscheidung, welche Organisation unbedingt integriert werden sollte, ist keine grundsätzliche Entscheidung *gegen* eine andere Organisation. Die Entwicklung eines Netzwerks ist ein Prozess, der über den Zeitpunkt der formalen Gründung hinausreicht. Allerdings sollte zu Beginn der Netzwerkarbeit überlegt werden, wie groß das Initialnetzwerk sein soll. Einerseits müssen alle relevanten Akteure einbezogen sein, andererseits muss das Netzwerk von der Anzahl der Beteiligten her (noch) steuerbar sein.

Konkurrenz zwischen Akteuren ist ein wichtiges Thema in Netzwerken. In HPVN kooperieren u. a. regionale ambulante und stationäre Gesundheitsanbieter und örtliche Gliederungen der Verbände der freien Wohlfahrtspflege, die z. B. im Kontext von Vergabeverfahren im Wettbewerb stehen. Den Beteiligten ist zu vermitteln, dass es für die konkrete Zusammenarbeit im Netzwerk mehr auf das faktische Handeln ankommt – und weniger auf die objektive Konkurrenzkonstellation. Wenn niemand die Ergebnisse der Zusammenarbeit ausnutzt, um sich einseitig Wettbewerbsvorteile zu verschaffen, stehen sich »fairer Wettbewerb« und Kooperation nicht im Wege.

3.4 Netzwerkkoordination

Ein Netzwerk braucht Koordinatorinnen oder Koordinatoren, die es aufbauen, koordinieren und begleiten, sonst wird es nicht lange existieren. Sie müssen über hohe Sozialkompetenzen verfügen. Insbesondere brauchen sie die Kompetenz, verschiedene »Fachsprachen« zu verstehen und perspektivisch an der Entwicklung einer gemeinsamen »Sprache« zu arbeiten. Sie müssen lokal anerkannt sein. Die Netzwerkkoordination benötigt Ressourcen (Zeit, Verwaltungskapazitäten) und kann in einer Koordinations- oder Geschäftsstelle angesiedelt sein. Sie kann aber auch von verschiedenen Akteuren aus dem Netzwerk rotierend wahrgenommen werden, was allerdings zusätzlichen Koordinationsaufwand zeitigt und gerade in der Anfangsphase nicht zu empfehlen ist. Um ein HPVN aufzubauen und auf Dauer sicherzustellen, bedarf es einer innerhalb des Netzwerks hoch anerkannten und professionell agierenden Netzwerkkoordination.

Die nachfolgende Checkliste beschreibt ein Profil, das den Anforderungen einer gelungenen Netzwerkarbeit entspricht, und erleichtert die Auswahl der richtigen Personen für die Netzwerkkoordination.

Aufgaben und Tätigkeiten
- fachlich-inhaltliche Arbeit
  – Bedarfs-/Problemanalysen mit Blick auf Zielgruppe/Anlass
  – politikfeldübergreifende Beteiligtenanalyse
  – Auswertung von Rechtsnormen und Fachdiskursen
  – Konzeptentwicklung zu (Netzwerk-)Produkten
  – Analyse und (Re-)Konstruktion von Leistungsketten
- Steuerungsaufgaben
  – Zielplanung
  – Projektmanagement
  – Aufbau von Strukturen und Regeln
  – Steuerung der Gruppendynamik
- (netzwerk)interne Information und Kommunikation

* Öffentlichkeitsarbeit
* Dokumentation der (Netzwerk-)Prozesse

Kompetenzen und Fähigkeiten
* politikfeldübergreifende Fachkenntnisse und Analysetechniken
* Kenntnis von Netzwerktheorie und -praxis
* Kenntnis von Steuerungs- und Projektmanagementtechniken
* Kenntnisse in Qualitätsmanagement (zur Analyse von Leistungsketten)
* Kompetenzen in der Anwendung von Verhandlungstechniken und der Steuerung von Gruppendynamik (Gesprächsführung, Umgang mit schwierigen Partnern, Konfliktmanagement)
* interkulturelle Kompetenzen
* Fähigkeit zum sensiblen Umgang mit Entscheidungs- und operativer Ebene
* Fähigkeit zum akteurs- und perspektivenübergreifenden Handeln (entscheidend für den Aufbau von Anerkennung als Koordinatorin bzw. Koordinator)
* Kenntnis über die lokalen Kräfteverhältnisse und Kulturen der lokalen Kooperation
* Anerkennung bzw. Autorität in der lokalen Trägerlandschaft (als Einrichtung und als Person)
* Fähigkeit zur Selbstreflexion

Die Netzwerkkoordination kann durch eine Person bei einer Organisation angesiedelt sein, sie kann aber auch als Funktion von mehreren am Netzwerk beteiligten Organisationen übernommen werden. Bei der ersten Lösung sind die Themen Entscheidungskompetenzen, Ansiedlung (bei Geschäftsführung) und Zugriff auf innerorganisatorische Ressourcen zu klären; bei der zweiten sind klare Aufgabenverteilung oder Rotation zu vereinbaren. Ebenso sollten die Modalitäten der Übergabe geregelt sein, dies gilt auch für den Fall, dass die Netzwerkkoordination nach Ablauf eines Projektes oder aufgrund von Personalwechseln an eine andere Organisation übergeben werden muss.

Die Koordination von Netzwerken ist eine anspruchsvolle Aufgabe für gut qualifiziertes und erfahrenes Fachpersonal, das entsprechendes Wissen und umfangreiche Kompetenzen und Fähigkeiten mitbringen sollte. Die Position der Netzwerkkoordination erfordert häufig die Moderation von unterschiedlichen Perspektiven und den Umgang mit (häufig auch unauflösbaren) Konflikten. Um hierbei deutlich und transparent handeln zu können, empfiehlt sich – zumindest punktuell – Supervision oder Coaching.

Literatur

ALPHA-Westfalen, Ansprechstelle im Land NRW zur Palliativversorgung, Hospizarbeit und Angehörigenbegleitung (Hrsg.), Kooperation zwischen ambulanten Hospizdiensten und Einrichtungen der stationären Altenhilfe, Münster, 2012

Alsheimer M, Ehrenamt: Kooperation statt Konfrontation, Kompetenzzentrum Palliative Care und Hospizkultur, Ingolstadt, 2007

Alsheimer M, Hospizkultur in Einrichtungen, Kompetenzzentrum Palliative Care und Hospizkultur, Ingolstadt, 2008

der hospiz verlag (Hrsg.), Die Hospiz-Zeitschrift – Fachforum für Palliative Care, Was bleibt? – Nachhaltige Palliative Kultur im Alten- und Pflegeheim, Ausgabe 51, Ludwigsburg, 2012

Herrlein P, Handbuch Netzwerk und Vernetzung in der Hospiz- und Palliativversorgung – Theorien, Strategien, Beratungs-Wissen, der hospiz verlag, Wuppertal, 2009

Müller M, Graf G, Kooperation(s)Vereinbarungen zwischen stationären und ambulanten Hospizen, Pallia Med Verlag, Bonn, 2005

Müller M, Kessler G, Implementierung der Hospizidee in die Struktur und Arbeitsabläufe eines Altenheims. Eine Orientierungs- und Planungshilfe, Pallia Med Verlag, Bonn, [4]2010, bes. S. 104–128

Raß R, Gestalten statt verwalten. Hospizvereine verantwortlich führen. Ein Hand- und Lesebuch für Vorstände, Pallia Med Verlag, Bonn, 2006

Raß R, Curriculum für die Koordination Ambulanter Hospizdienste. Personen begleiten, Beziehungen gestalten, Organisationen führen, Pallia Med Verlag, Bonn, [3]2013

Rosenberg MB, Gewaltfreie Kommunikation. Eine Sprache des Lebens, Junfermann Verlag, Paderborn, [10]2012

Stegbauer C (Hrsg.), Netzwerkanalyse und Netzwerktheorie: Ein neues Paradigma in den Sozialwissenschaften, Verlag für Sozialwissenschaften, Wiesbaden, 2008

Steinle C, Ganzheitliches Management. Eine mehrdimensionale Sichtweise integrierter Unternehmensführung, Gabler Verlag, Wiesbaden, 2005

Student J-C, Mühlum A, Student U, Soziale Arbeit in Hospiz und Palliative Care, Reinhardt Verlag, München, 2004, bes. S. 41–43 und 61–66

Tarlatt A, Implementierung von Strategien im Unternehmen, Deutscher Universitäts-Verlag, Wiesbaden, 2015

Trappmann M, Hummell HJ, Sodeur W, Strukturanalyse sozialer Netzwerke: Konzepte, Modelle, Methoden, Verlag für Sozialwissenschaften, Wiesbaden, 2005

Wilkening K, Kunz R, Sterben im Pflegeheim. Perspektiven und Praxis einer neuen Abschiedskultur, Vandenhoeck & Ruprecht, Göttingen, 2005

Wrzus C, Hänel M, Wagner J, Neyer FJ, Social Network Changes and Life Events Across the Lifespan: A Meta-Analysis. In: Psychological Bulletin, 2013, 139(1), S. 53–80

Anhang

I Kooperation statt Konfrontation – exemplarische Konkretisierung einer Zusammenarbeit[3]

Einleitung

Natürlich gibt es für die Kooperation von Alten- und Pflegeheimen und ambulanten Hospizdiensten viele Beispiele einer guten Praxis (nachzulesen in: Müller und Kessler 2010). Die Befunde zur generellen Bereitschaft für eine Zusammenarbeit sind allerdings zwiespältig. Auf der einen Seite befürworten Pflegekräfte den Ausbau von Hospizdiensten. Auf der anderen Seite stehen sie aber – trotz beklagten Zeitmangels – einem Einsatz ehrenamtlicher Hospizbegleiter mehrheitlich skeptisch bis ablehnend gegenüber. Sie befürchten Belastung statt Entlastung. Die Einschätzung erfolgt – so ein weiterer Befund – mehrheitlich auf Verdacht ohne praktische Erfahrung.

Umgekehrt zeigt sich aber auch die Hospizbewegung gegenüber den stationären Einrichtungen eher reserviert. Verbreitetes Ziel der Hospizarbeit ist das Sterben zu Hause. Heime erscheinen dagegen eher als Sterbeorte zweiter Klasse. Deshalb wurden Heime als mögliche Orte des hospizlichen Engagements relativ spät »entdeckt«.

---

3 Vgl. Alsheimer 2007

Wenn eine Kooperation gut eingeführt werden soll, empfiehlt sich eine kleine Übung, die nicht nur die Augen öffnet, sondern auch kreativ und humorvoll abläuft. Dazu sind ein Spielleiter und etwas Vorbereitung nötig. Die Übung dauert ca. 30 Minuten und kann in einem Kontakttreffen (z. B. im Rahmen einer Inhouse-Schulung im Heim oder bei einem Kennenlerntermin) eingebaut werden.

Ablauf: Die beiden Gruppen stehen sich gegenüber und dürfen laut und vernehmlich alle Vorurteile ausrufen, die sie kennen (z. B. »Die Pflegekräfte wissen doch eh alles besser!«, »Die Hospizbegleiter sitzen nur am Bett und tun nichts, während wir die Arbeit haben« usw.). Das dauert fünf Minuten. Dann bleiben die beiden Gruppen noch gegenüber stehen und der Spielleiter schreibt auf rote Karteikarten Stichworte, die er gehört hat, und verteilt sie lose im freien Raum zwischen den beiden Gruppen. Dann setzen sich alle im Kreis um die Karten und diskutieren die laut gewordenen (Vor-)Urteile und vielleicht auch tatsächlichen schlechten Erfahrungen. Dann werden Lösungen gesucht und auf grüne Karten geschrieben, die auf die roten Karten gelegt werden. So kann im Rundgespräch manches Vorurteil beseitigt und manche Lösung erarbeitet werden, die dann gleich Grundlage einer Kooperation oder gar Thema einer Vereinbarung sein könnte.

Checklisten für die Kooperation erstellen

Checklisten dienen dazu, die Chancen und Möglichkeiten einer Kooperation auszuloten. Sie sind zunächst als Klärungshilfe im Heim und im Hospizdienst gedacht. Aber sie können auch als Besprechungshilfe für Kooperationsverhandlungen dienen.

Ziele der Erstellung solcher Checklisten sind:
* Geklärte Erwartungen: Die Verantwortlichen beider Seiten wissen um die wechselseitigen Wünsche und Möglichkeiten. Die Betroffenen sind einbezogen.

- Verankerung der Kooperation im Heim und Hospizdienst: Die organisatorische Integration ist auf beiden Seiten detailliert besprochen und in den Konsequenzen durchdacht worden.
- Entdeckung weiterer Vernetzung: Die jeweiligen Möglichkeiten »vertrauensbildender« Vernetzungen werden erkannt und genutzt.

Fragen solcher Checklisten richten sich an beide Partner und werden von jeder Seite erarbeitet, bevor die Kooperationsgespräche beginnen. Sie dienen auch der Selbstklärung.

1. Fragen an das Heim

Blickpunkt: Bereitschaft zur Kooperation
- Wie sieht die grundsätzliche Bereitschaft der Mitarbeiter aus, mit ehrenamtlichen Kräften zusammenzuarbeiten? Wie wurde diese Bereitschaft ermittelt?
- Von wem ist der Wunsch nach Zusammenarbeit ausgegangen?
- Wird der Einsatz von Hospizbegleitern grundsätzlich auch von der Vertretung der Bewohner (Heimbeirat) gewünscht?
- Welche Erfahrungen gab es bei der Zusammenarbeit mit Ehrenamtlichen (z. B. Besuchsdiensten) in der Vergangenheit? Wo haben Mitarbeiter aufgrund bisheriger Erfahrungen Vorbehalte gegenüber ehrenamtlichen Kräften?
- Sind Konkurrenzgefühle (z. B. bezogen auf Anerkennung bei Bewohnern) spürbar?

Blickpunkt: Erwartungen und Aufgaben
- Was verbinden Mitarbeiter mit »Hospizarbeit«?
- Welche Aufgaben sehen Mitarbeiter/Leitung für ehrenamtliche Kräfte (Tätigkeitsprofil)?
- Wo sehen die Mitarbeiter/die Leitung einen Bedarf für den Einsatz von ehrenamtlichen Hospizbegleitern? Wo würden

sich die Mitarbeiter durch ehrenamtliche Hospizbegleiter entlastet fühlen?
* In welchem Umfang würden sich Mitarbeiter ehrenamtliche Einsätze wünschen?
* Zu welchen Zeiten würden Mitarbeiter besonders Entlastung brauchen (Beispiel: Nachtwachen)?
* Was würden die Mitarbeiter als »Kompetenzen-Überschreitung« oder als »Einmischung« empfinden?

Blickpunkt: organisatorische Einbindung
* Welche Modelle der Kooperation scheinen für das Haus sinnvoll?
  – Modell 1: Begrenzte Einsätze von Hospizbegleitern bei einzelnen Personen (=»klassische« Begleitung einzelner Menschen)
  – Modell 2: Feste, dauerhafte Zuordnung von Hospizbegleitern zu einzelnen Etagen/Stationen im Heim (= kontinuierlicher Besuchsdienst, aus dem sich Sterbebegleitungen entwickeln können)
* Sind Dienste wie ein kürzerer »Notfall-Dienst« oder Krisenintervention für Angehörige denkbar?
* Wer könnte verantwortlicher Koordinator/Ansprechpartner für die Hospizbegleiter im Haus sein (Hospizbeauftragter)?
* Was wären die genauen Aufgaben der Hospizbeauftragten? Bekommt ein Hospizbeauftragter ausreichend Anerkennung, Rückendeckung und evtl. auch zeitliche Freistellungen für die Aufgaben (z. B. Gespräche mit Hospizbegleitern)? Sind hierzu verbindliche schriftliche Regelungen getroffen?
* Wie sollen Bewohner auf die Hospizbegleiter hingewiesen werden? Wie werden die Aufgaben beschrieben?
* Wie stark möchte die Einrichtung bei der Auswahl von ehrenamtlichen Kräften mitentscheiden? Was erwartet das Heim

von ehrenamtlichen Kräften an persönlichen, sozialen, praktischen Fähigkeiten? Welche Auswahlkriterien hat der Hospizdienst?

• Wer darf Hospizbegleiter »anfordern«? Wie wird die Unterstützung angefordert?

• Wie werden die Hospizbegleiter eingebunden in das Haus/das Team? Wer leitet vor Ort an? Wo haben die Hospizbegleiter ihren Platz für Rückzug und Gespräch? Wie soll in der Regel ein Besuch ablaufen (Beispiele: Anmeldung, Vorinformation zu Beginn einholen, Abmeldung am Ende)? Wie und von wem werden Hospizbegleiter bei Veränderungen informiert? Wie werden eventuelle pflegerelevante Beobachtungen der Hospizbegleiter eingeholt, genutzt und dokumentiert (Beispiele: punktuelle Teilnahme an Übergaben, Teamsitzungen, Teilnahme an Aufnahmegesprächen mit Angehörigen in akuten Notfällen)? Was unterliegt der Schweigepflicht?

• Wie wird bei Konflikten verfahren? Wer ist Ansprechpartner beim Hospizdienst?

• Wie werden die Einsätze und die Zusammenarbeit evaluiert (Beispiel: regelmäßige Treffen von Hospizbeauftragten/Verantwortlichen des Hospizdienstes)?

• Welche Formen der Anerkennung und Wertschätzung bietet die Einrichtung (Beispiele: kostenlos Kaffee/Tee, Einladungen zu Feiern und Ausflügen des Hauses, Geburtstagskarte, Präsent am Jahresende usw.)?

• Wie wird die Unterstützung des Hospizdienstes honoriert (z. B. Spende am Jahresende)?

Blickpunkt: weitere organisatorische Vernetzung Heim – Hospizdienst

• Wo sieht das Heim neben dem praktischen Einsatz von Hospizbegleitern weitere Möglichkeiten für eine Zusammenarbeit (Beispiele: gegenseitige Nutzung von Fortbildungsveranstaltungen)?

• Können Praktikumsplätze für Hospizbegleiter in Vorbereitungskursen angeboten werden?

• Ist eine Referententätigkeit von Mitarbeitern des Heimes im Rahmen der Hospizbegleiterschulung denkbar?

• Wird durch die Verwaltung abgeklärt, ob bereits Patientenverfügung und Vorsorgevollmachten und/oder Betreuungsverfügung vorliegen, wer davon weiß und wo diese hinterlegt sind? Ein Duplikat kommt zu den Unterlagen auf Station, damit diese schnell verfügbar ist (z. B. an Wochenenden).

2. Fragen an den Hospizdienst
Blickpunkt: Bereitschaft zur Kooperation

• Wie sieht die grundsätzliche Bereitschaft des Hospizdienstes aus, auch Kräfte im Heim einzusetzen?

• Über welche personellen Möglichkeiten verfügt der Hospizdienst? Wie viele Hospizbegleiter wären bereit, Menschen im Heim zu begleiten (ausschließlich, gelegentlich, Nachtwachen, schnelle »Krisenkräfte«)?

• Gibt es bereits Erfahrungen der Zusammenarbeit mit Einrichtungen?

• Welche Vorbehalte gibt es auf Seiten des Hospizdienstes (Beispiele: Sorge, nur »billige Arbeitskräfte« zu liefern, Vorbehalte gegenüber Pflege im Heim)?

• Welche Indikationen hat der Hospizdienst für die Begleitung? Ab wann beginnt für den Hospizdienst »Sterbebegleitung«? Gibt es Beschränkungen auf bestimmte Krankheitsbilder und auf Menschen mit deutlich beschränkter Lebenszeit?

Blickpunkt: Erwartungen und Aufgaben
• Für welche Aufgaben sind die Hospizbegleiter vorbereitet?

- Werden auch Menschen mit demenziellen Veränderungen begleitet? Sind die Hospizbegleiter darauf vorbereitet? (Die Begleitung demenziell erkrankter Menschen benötigt eine besondere Grundhaltung und spezielle Verhaltensweisen, z. B. Validation. Erwartungen des persönlichen Erkennens, Entwickeln einer persönlichen Beziehung, wechselseitigem Interesse und »intensiven« Gesprächen wird in der Regel enttäuscht.)
- Würde der Hospizdienst auch eine Trauerbegleitung für einzelne Angehörige übernehmen (in der Sterbephase eines Bewohners, nach dem Tod eines Bewohners)?
- Zu welchen Zeiten würden Hospizbegleiter besonders gut verfügbar sein?
- Welche Aufgaben würden Hospizbegleiter nicht übernehmen?
- Was würden die Hospizbegleiter als »Zumutung« oder »Einmischung« empfinden?

Blickpunkt: organisatorische Einbindung
- Welche Modelle der Kooperation würde der Hospizdienst bevorzugen?
  - Modell 1: Begrenzte Einsätze von Hospizbegleitern bei einzelnen Personen (= »klassische« Begleitung einzelner Menschen)
  - Modell 2: Feste, dauerhafte Zuordnung von Hospizbegleitern zu einzelnen Etagen/Stationen im Heim (= kontinuierlicher Besuchsdienst, aus dem sich Sterbebegleitungen entwickeln können)
- Wer könnte verantwortlicher Koordinator/Ansprechpartner im Hospizdienst sein für Fragen und Konflikte im Heim?
- Wie verläuft im Heim der übliche Weg der Anfrage und Vermittlung? Ist dieser Weg schnell, übersichtlich und effektiv genug für die Bedürfnisse der Einrichtung?

* Wie wünschen sich die Hospizbegleiter die Einbindung ins Team?
* Wie soll im Heim auf das Angebot des Hospizdienstes hingewiesen werden? Welche Bezeichnungen und Basisinformationen sind dem Hospizdienst wichtig?
* Welche Erwartungen hat der Hospizdienst hinsichtlich Anleitung und Betreuung der Hospizbegleiter durch das Haus?

Blickpunkt: weitere organisatorische Vernetzung Heim – Hospizdienst

* Welche Angebote des Hospizdienstes können auch von Mitarbeitern des Heimes genutzt werden? Wie werden diese Angebote vermittelt?
* Welche Bereitschaft und Möglichkeiten gibt es im Hospizdienst, sich über die Begleitung im Heim zu engagieren (Beispiele: Gestalten von Gedenkfeiern, Teilnahme an Qualitätszirkeln zum Thema Sterbebegleitung)?
* Können Pflegekräfte auch im Rahmen der Vorbereitungskurse geschult werden, um z. B. Koordinationsaufgaben im Heim für Hospizbegleiter zu übernehmen?

Die hier beschriebenen Tipps und Checklisten sind zunächst primär für die Kooperation zwischen Hospizdiensten und Alten- und Pflegeheimen erarbeitet worden. Sie lassen sich aber mit etwas Kreativität und einigen Modifikationen auch auf die Vorbereitung einer Kooperation mit anderen Partnern im Gesundheitswesen anwenden.

II Muster einer Kooperationsvereinbarung

Kooperationsvereinbarung

Zwischen

_____

_____

_____

vertreten durch _____

– nachfolgend als Alten- und Pflegeheim bezeichnet –

und

_____

_____

_____

vertreten durch _____

– nachfolgend als Hospizdienst bezeichnet –

wird folgende Kooperationsvereinbarung geschlossen:

1. Ziel der Kooperation

Ziel ist es, die Zusammenarbeit beider Partner in der hospizlichen und palliativen Begleitung und Versorgung von schwerstkranken und sterbenden Bewohnern und deren Angehörigen zu bekräftigen.

Der Hospizdienst betrachtet Leben und Sterben als einen Prozess, der körperliche, seelische, soziale und spirituelle Dimensionen beinhaltet. Das Anliegen ist, die individuelle Lebensqualität eines schwerkranken Menschen zu fördern. Ziel ist es, Leiden nicht zu verlängern, Leben nicht zu verkürzen und Sterben zuzulassen.

Ziel der allgemeinen Palliativversorgung im Alten- und Pflegeheim ist es, die Bewohner und ihre Angehörigen in der Endphase des Lebens und im Sterben zu begleiten. Dazu gehört auch die Einbindung von ehrenamtlichen Hospizbegleiter/innen.

Mit dieser Kooperationsvereinbarung soll eine positive Zusammenarbeit aufgebaut bzw. vertieft und verbindlich gestaltet werden. Den Pflegeheimbewohnern soll ein fachlich gut betreutes und selbstbestimmtes Sterben in ihrer vertrauten Umgebung ermöglicht werden, unnötige Krankenhausaufenthalte sollen vermieden werden. Der Hospizdienst versteht sich dabei als Ergänzung zu den vom Alten- und Pflegeheim vorgehaltenen Versorgungsangeboten.

Es ist ein grundlegendes Ziel der Kooperation, dass beide Partner ihr Fachwissen und ihre Bereitschaft zu einer gelingenden Zusammenarbeit einbringen. Die Kooperation versteht sich als in der Entwicklung begriffen, die eine regelmäßige Reflexion und bei Bedarf eine Umorientierung braucht. Beide Partner erarbeiten diesbezüglich einen Weg ganz im Sinne der Wünsche der Bewohner und deren Angehörigen, um gute Bedingungen zu schaffen für ein Lebensende, wie sie es sich vorstellen.

2. Basis der Zusammenarbeit

Es sind regelmäßige Besprechungen zu vereinbaren für einen angemessenen Informationsaustausch. Darüber hinaus wird festgelegt, wie die fachliche Leitung des Hospizdienstes und die verantwortliche Fachkraft des Alten- und Pflegeheimes zeitnah Lösungen von konkreten Fragen, Entscheidungen oder Konflikten herbeiführen. Ebenso ist der Austausch zwischen den Leitungen der beiden Einrichtungen zu klären. Die Weisungsbefugnis bleibt bei den jeweiligen Einrichtungen, eine Personalüberlassung erfolgt nicht. Die Hospizbegleiter/innen bleiben ehrenamtliche Mitarbeiter/innen des Hospizdienstes. Die ehrenamtliche Mitarbeit im Alten- und Pflegeheim begründet kein Dienst- oder Beschäftigungsverhältnis.

3. Gegenstand der Kooperation

Der Gegenstand der Kooperation ist die Unterstützung des Alten- und Pflegeheimes durch den Hospizdienst. Dies kann die Beratung durch hauptamtliche Mitarbeiter/innen des Hospizdienstes einschließen, umfasst schwerpunktmäßig jedoch den gemeinsam geplanten und koordinierten Einsatz von ehrenamtlichen Hospizbegleiter/innen im Alten- und Pflegeheim. Eine Hospizbegleitung basiert auf dem Wunsch des Bewohners. Das Alten- und Pflegeheim verpflichtet sich, die ehrenamtlichen Hospizbegleiter/innen inhaltlich und atmosphärisch in die Mitarbeiterschaft des Hauses aufzunehmen. Ebenso werden die konkreten Ansprechpartner benannt, Kommunikationswege, Weisungsbefugnisse und Umgang bei Personalausfällen geklärt und andere wesentliche Rahmenbedingungen für die praktische Arbeit festgelegt. Nennenswerte Schnittstellen in den Handlungsfeldern beider Einrichtungen werden geklärt.

☐ Der Hospizdienst stellt entsprechend seinen Kapazitäten dem Alten- und Pflegeheim geschulte und ehrenamtliche Hospizbegleiter/innen für die Begleitung von einzelnen Bewohnern bzw. deren Angehörigen zur Verfügung. Anfragen für die Begleitung eines Bewohners durch eine/n ehrenamtliche/n Hospizbegleiter/in richtet das Alten- und Pflegeheim an die hauptamtlichen Mitarbeiter/innen des Hospizdienstes (Koordinationskräfte). Die Hospizbegleitung setzt die Information der Angehörigen bzw. des Bevollmächtigten oder des gesetzlichen Vertreters voraus.

☐ Im Alten- und Pflegeheim wird entsprechend den Kapazitäten ein fester Stamm an Hospizbegleiter/innen eingesetzt. Diese Hospizbegleiter/innen sind regelmäßig im Haus. Die Einarbeitung, die konkreten Abläufe und Einsätze werden von den Partnern geregelt. Das Alten- und Pflegeheim kommuniziert nach außen die Hospizarbeit als integralen Bestandteil des Hauses.

Das Alten- und Pflegeheim und der Hospizdienst bemühen sich, wechselseitig Fortbildungen zu besuchen bzw. für den jeweils anderen Kooperationspartner anzubieten. Die Qualitätssicherung wie z. B. die Schulung der Hospizbegleiter/innen, die Praxisbegleitung und die persönliche Begleitung durch die Koordinationskraft sowie die Supervision obliegen dem Hospizdienst.

4. Kosten und Versicherungen

Die Partner treffen Vereinbarungen bezüglich entstehender Kosten für Schulung der Hospizbegleiter/innen, Fortbildung, Supervision, Auslagen etc.

Die ehrenamtlichen Hospizbegleiter/innen sind unfall- und haftpflichtversichert. Die Regelung der Versicherung sowie weitere wichtige Rahmenbedingungen werden ebenfalls vereinbart.

5. Gemeinsame Öffentlichkeitsarbeit

Die Kooperation umfasst auch die Abstimmung und Zusammenarbeit in der Öffentlichkeitsarbeit. Die Verwendung von Namen und Logo sowie Texten, die Aussagen über den Kooperationspartner enthalten, erfordert die Zustimmung des Partners.

6. Schweigepflicht und Datenschutz

Die Partner verpflichten sich zur Schweigepflicht. Diese bezieht sich insbesondere auf:

- bewohnerbezogene Daten, auch über den Tod hinaus, mit entsprechenden Schweigepflichtserklärungen der Hospizbegleiter/innen,
- Daten, Vorgänge, Informationen aller Art über beide Einrichtungen, auch über die Beendigung der Kooperation hinaus und
- einen korrekten Umgang mit Akten, Dokumentationen, Unterlagen aller Art.

Die gesetzlichen Bestimmungen zum Datenschutz werden zugrunde gelegt, gesetzlich erforderliche Einwilligungserklärungen sind einzuholen. Diese sollen insbesondere die erforderliche Weitergabe personenbezogener Daten durch den Hospizdienst an die Krankenkassen ermöglichen, sofern eine Abrechnung nach § 39a SGB V erfolgt.

7. Inkrafttreten, Kündigung und Änderung

Die Kooperationsvereinbarung tritt am Tag der Unterzeichnung in Kraft. Sie wird auf unbestimmte Zeit abgeschlossen. Sie kann von beiden Seiten mit einer Frist von vier Wochen zum Monatsende schriftlich gekündigt werden. Eine fristlose Kündigung ist dann berechtigt, wenn ein Kooperationspartner das

Ansehen des anderen nach außen hin beschädigt, die Leistungen des anderen behindert oder gegen 6. verstößt. Änderungen sind schriftlich zu vereinbaren.

_____, den _____   _____

_____, den _____   _____

Konkrete Vereinbarungen

1. Kommunikation zwischen den Vertragspartnern

a) zwischen der fachlichen Leitung des Hospizdienstes, Herr/ Frau _____, und der verantwortlichen Fachkraft des Alten- und Pflegeheimes, Herr/Frau _____:
 – regelmäßiger Informationstausch
 – Wege zur zeitnahen Lösung von konkreten, in der Praxis auftretenden Fragen, Entscheidungen oder Konflikten
b) zwischen den Leitungen der beiden Partner, Herr/Frau _____ und Herr/Frau _____

2. Organisation der praktischen Arbeit

Einzelbegleitungen:
• Vorgehensweise bei Anfragen
• Kommunikationswege während und nach einer Begleitung
• Einbindung der Hospizbegleiter in den Heimalltag

oder

Festes Hospizbegleiterteam:
* Einarbeitung
* inhaltliche und atmosphärische Einbindung in die Mitarbeiterschaft des Hauses
* konkrete regelmäßige Abläufe und Einsätze
* Anzahl der Ehrenamtlichen und zeitlicher Rahmen
* Ansprechpartner, Kommunikationswege, Weisungsbefugnisse und Umgang bei Personalausfällen
* andere wesentliche Rahmenbedingungen für die praktische Arbeit (Schließfächer, Briefkasten, Einsicht in Bewohnerakten, Übergabe, Teambesprechungen, Dokumentation etc.)

3. Kosten und Versicherungen
* Kosten für Schulung der Hospizbegleiter/innen, Fortbildung, Supervision, Auslagen etc.
* Unfall- und Haftpflichtversicherung

4. Durchführung von Fortbildungen und öffentlichen Veranstaltungen

5. Weitere wichtige Rahmenbedingungen und nennenswerte Schnittstellen in den Handlungsfeldern

III Muster einer speziellen Vereinbarung für Hospizbegleiter/innen

Vereinbarung über die Tätigkeit als ehrenamtliche/r Hospizbegleiter/in

im

_____

– nachfolgend Hospizdienst genannt –

für den Einsatz im Alten- und Pflegeheim

_____

– nachfolgend Alten- und Pflegeheim genannt –

Frau/Herr _____

ist als ehrenamtliche/r Hospizbegleiter/in des Hospizdienstes freiwillig und unentgeltlich im Alten- und Pflegeheim tätig. Er/sie arbeitet mit den Mitarbeitenden des Hauses zusammen. Er/sie ist bereit, sich im Haus einsetzen zu lassen. Er/sie ist grundsätzlich zum Einsatz bereit (mit Ausnahme von sog. »Auszeiten«). Als Hospizeinsatz gilt eine Begleitung von Bewohner/innen und Angehörigen dann, wenn sie im Sinne der

Zusammenarbeit erfolgt und abgestimmt worden ist. Der konkrete Einsatz wird jeweils eng abgesprochen und von der Einsatzleitung begleitet. Veränderungen der zeitlichen Absprachen (Auszeiten, Urlaub, Abwesenheiten) werden frühzeitig mit den vereinbarten Ansprechpartnern rückgesprochen.

Während eines Einsatzes ist der Austausch mit der Einsatzleitung wesentlicher Bestandteil des Dienstes. Der/die Hospizbegleiter/in dokumentiert entsprechend den Vereinbarungen. Sämtliche Daten (Namen, medizinische und pflegerische Umstände, Vermögensverhältnisse etc.), die während des Kontaktes zum/zur Bewohner/in und zu seiner/ihrer Familie bekannt werden, unterliegen auch über den Tod hinaus der Schweigepflicht (analog § 203 StGB). Die Schweigepflicht besteht auch über das Ende des ehrenamtlichen Dienstes hinaus.

Hospizbegleiter/innen verpflichten sich, sich an der Errichtung von letztwilligen Verfügungen (z. B. Testament) in keiner Weise zu beteiligen. In allen vermögensrechtlichen Angelegenheiten ist auf die Einsatzleitung oder andere Fachstellen zu verweisen. Hospizbegleiter/innen können in ihrer Funktion keine rechtliche Betreuung oder Vollmacht übernehmen. Hospizbegleiter/innen nehmen keine wertvollen Geschenke von Begleiteten oder Angehörigen an. Hospizbegleiter/innen sind nach den relevanten Standards geschult und verpflichten sich, diesen Standard als Qualitätsnorm zu pflegen.

Der Hospizdienst verpflichtet sich seinerseits, die Qualitätssicherung zu ermöglichen (z. B. durch Fortbildungen und Vernetzung mit der Hospizbewegung).

Der/die Hospizbegleiter/in ist in das Alten- und Pflegeheim eingebunden und erhält regelmäßig Supervision. Er/sie wird über Fortbildungsangebote informiert. Fortbildungen sind mit dem Hospizdienst zu vereinbaren. Die dafür entstehenden Kosten werden vom Hospizdienst übernommen. Alle Ausgaben sind vorher mit dem Hospizdienst zu klären.

Die Teilnahme an Teamgesprächen auf Station und die Teilhabe an der Bewohnerdokumentation ist grundsätzlich – und ggf. in jedem Einzelfall – mit den Verantwortlichen zu klären.

Der Hospizdienst verpflichtet sich, nachweislich entstandene Auslagen für die ehrenamtliche Mitarbeit zu erstatten (insbesondere Fahrtkosten, Telefon, Porto, Kleinmaterial). Anschaffungen sind mit dem Hospizdienst zu besprechen.

Der/die Hospizbegleiter/in ist über den Hospizdienst sowohl in der Vereins-Haftpflichtversicherung als auch in der Unfallversicherung versichert.

Diese Vereinbarung gilt bis auf Widerruf. Ein regelmäßig (z. B. jährlich) zu führendes Einsatzgespräch zwischen der/dem Hospizbegleiter/in, der Einsatzleitung und der verantwortlichen Kraft im Alten- und Pflegeheim dient der Überprüfung von Bedürfnissen und Motivation des Dienstes des/der Hospizbegleiters/-begleiterin.

Diese Vereinbarung begründet *kein* Dienstverhältnis und unterliegt keinen Arbeitsvertragsrichtlinien.

Eine Ausfertigung dieser Vereinbarung erhalten:
* Hospizbegleiter/in, Leitung des Hospizdienstes
* Die Leitung des Alten- und Pflegeheims erhält eine Kopie zur Information.

_____, den _____ _____

_____, den _____ _____

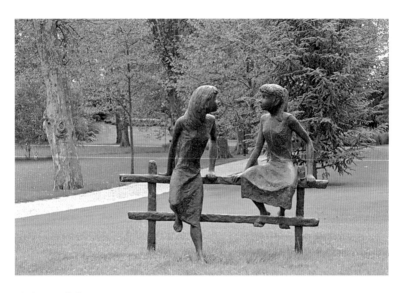

»Zwiegespräch«
Bronze: Jürgen Ebert; Foto: Wolf Eckart Freiherr von Gemmingen-Homberg

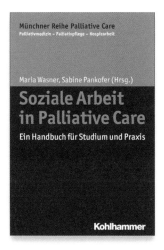

Maria Wasner
Sabine Pankofer (Hrsg.)

Soziale Arbeit in Palliative Care

Ein Handbuch für Studium und Praxis

2014. 290 Seiten mit 11 Abb.
Kart.
€ 29,90
ISBN 978-3-17-022262-5

Münchner Reihe Palliative Care,
Band 11

Neben Medizin und Pflege spielt die Soziale Arbeit bei der Begleitung von Patienten und ihren Familien die wichtigste Rolle im multiprofessionellen Palliative-Care-Team. Dieses Handbuch bietet eine umfassende Darstellung der Bedeutung, Aufgabe und Wirkung Sozialer Arbeit im Bereich Palliative Care. Es gibt den aktuellen wissenschaftlichen Kenntnisstand wieder und schildert Methoden und Interventionsmöglichkeiten der Sozialen Arbeit. Praxisrelevante Informationen machen das Werk auch für alle im Palliativbereich Tätigen zu einem unverzichtbaren Begleiter.

Leseproben und weitere Informationen unter www.kohlhammer.de

W. Kohlhammer GmbH
70549 Stuttgart

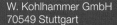

Kohlhammer

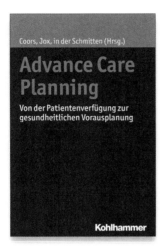

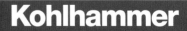